U0278439

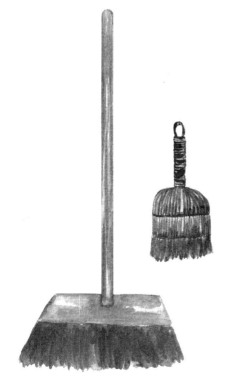

清洁的力量

创造有序的高能量空间

Why Cleaning Has Meaning

［瑞士］琳达·托马斯 / 著
魏明宇 / 译

华夏出版社
HUAXIA PUBLISHING HOUSE

图书在版编目（CIP）数据

清洁的力量/(瑞士) 琳达·托马斯 (Linda Thomas)著；魏明宇译.—北京：华夏出版社有限公司，2021.6（2024.2 重印）

书名原文:Why Cleaning Has Meaning: Bringing Wellbeing Into Your Home

ISBN 978-7-5222-0018-7

Ⅰ.①清… Ⅱ.①琳… ②魏… Ⅲ.①清洁卫生 Ⅳ.①R1

中国版本图书馆 CIP 数据核字(2020)第 201541 号

© 2014 Linda Thomas

First published by Floris Books, Edinburgh

北京市版权局著作权合同登记号：图字 01-2021-0349 号

清洁的力量

著　　者	[瑞士]琳达·托马斯
译　　者	魏明宇
策划编辑	朱　悦　陈志姣
责任编辑	陈志姣
版权统筹	曾方圆
责任印制	刘　洋
装帧设计	殷丽云

出版发行	华夏出版社有限公司
经　　销	新华书店
印　　刷	三河市少明印务有限公司
装　　订	三河市少明印务有限公司
版　　次	2021 年 6 月北京第 1 版　2024 年 2 月北京第 5 次印刷
开　　本	880×1230　1/32 开
印　　张	10
字　　数	207 千字
定　　价	49.80 元

华夏出版社有限公司　地址：北京市东直门外香河园北里 4 号　邮编：100028
网址：www.hxph.com.cn　电话：（010）64663331（转）
若发现本版图书有印装质量问题，请与我社营销中心联系调换。

推荐序之一　三个礼物

说起"清洁"，大概一般人能想到的就是扫地做家务这样的事情。

我记得小时候清晨睡醒，总能看到父亲早已拿着扫帚在扫地。

父亲总是一丝不苟地扫着，好像在一笔一画地学书写，又好像边扫地边在思考着什么。那时家里地上铺着陶土烧的红砖，质量很普通的那种，砖的四个边角总有少许破损，地上看着总是坑坑洼洼的样子。偶尔他会直接把扫帚递给我，让我替他清扫。每次我扫完，他总是会说我扫得不干净，嘴里念叨着"扫地并不是一件简单的小事，不用心做不好"，然后自己又重扫一遍，每次又能扫出一堆灰尘。几年后，我有时候看弟弟妹妹们扫地时，总能看出他们的漫不经心。每次他们扫完我也会学父亲那样，嘴里念叨着"扫地并不是一件简单的小事，不用心做不好"，然后自己又重扫一遍。我的童年并没有什么玩具，能动手帮父母做点家务事成为我童年重要的记忆。我想，这是孩童时父母送给我最好的"玩具"，也算是我后来从事家政行业获得的第一个礼物。我至今还时常用这个故事来提醒我们所有的服务人员——用心才能做好！

初创好慷时，为了学习日本的经验，我第一次去东京拜访家政行业的前辈YUKI。在交流的过程中，她突然问我："你知道什么是'干净'吗？"我犹豫了一下，但仍回答不上来。她便说："中国的文字是很有学问的，'干'是没有水渍，'净'是没有灰尘，连'干净'都不知道，怎么能做好家政服务呢？"基于这个关于"干净"的理念，才有了后来好慷的"七色保洁布"。这在十年前算是一个不小的创新，因为当时中国的整个家政行业还处在"用一块抹布抹到底"的阶段，而我们可以用不同颜色分区使用，不仅卫生而且高效。这使得我们很快赢得了客户的认可。虽然当初回答不出问题，自己觉得有些尴尬，但我至今都觉得这是YUKI送给我的从业以来的第二个礼物。

过去十年，好慷已经培训了近两万名在岗的服务人员，为客户提供了总共超过6000万个小时的家政服务。我们在整个培训过程中一直遵循"道、格、器、术"的理念，这个理念是我们通过多年的经验慢慢积累起来的。"器"和"术"是指工具和方法，从一块抹布的材料到擦一块砖的方法，基本上所有的服务效能是通过这两个元素完成的。但是如果要把服务做到更加有温度，就必须在"道"和"格"这两个维度上突破。我们发现所有优秀的服务人员，都具备积极的心态和善良的本性。相对于可以标准化的"器"和"术"，我们更愿意把时间花在培养服务人员的"道"和"格"上，这也是我们与其他服务公司最本质的不同之处。

当我拿到这本书时，我十分欣喜。因为在"清洁"这么一个不怎么被提及的事上，确实有人能够很好地总结出理论和经验。我只花了两天时间就一字不漏地看完了，我惊讶于作者琳达对于"清洁"的理解非常深刻，不管是对于清洁本身，还是对一个服务者的角色，更或是作为一个家长对于孩子的教育，她都有不同的理解，而且都是实践得出来的。可以说琳达对"清洁"的体会在"道""格""器""术"上都做到了极少数人才可能达到的境界，至少在我从事此行业十年间从来没有过。我从中学到了很多东西，这本书可以说是我从业以来获得的第三个礼物。我会把这本书作为好慷每个服务人员的必读课本，也会推荐更多的父母去阅读此书，因为做家务可以是孩子们人生的第一堂课。

我们营造居所，而后居所塑造我们。

李彬

好慷在家创始人

推荐序之二　创造大"家"的美好

前些天，经朋友介绍，我看了华夏出版社即将出版的瑞士"清洁女王"琳达·托马斯撰写的《清洁的力量》这本书，不禁感慨，这本书不正是最适用于物业企业的吗？

锃亮反光的地面和玻璃幕墙，体感舒适的园区绿化，目光所及之处垃圾不落地，旮旯不藏污纳垢，为业主创造一个清洁、美观、舒适、安全的理想居住环境，是我们公司对保洁工作的基本要求。鸿坤物业管辖的社区，公共区域占据了约百分之三十的面积。保洁工作包含：日常园区清扫、公区门窗擦拭、卫生防疫、消虫灭害等，现阶段我们还开展了很多增值服务，如：家具打蜡、地毯清洗、家政服务等。由此可见，保洁工作的重要性不言而喻。

作者琳达创办了自己的清洁公司，从事了很长时间的保洁工作，她为学校、歌德馆等公共场所提供了优质的保洁服务，拥有一颗对工作虔诚的奉献之心，她指出"我们需要和我们的所有物建立真正的关系"，并在清洁的过程中时常思考：空间的状态会对居住和生活在其中的人有何影响？通过自己的清洁工作，可以为空间带来怎样的变化？其实，这与物业公司的出发点不谋而合。空间即服务，点滴皆温度。对于鸿坤物业和业主来讲，园区就是大家的所有物、大家的聚居空间，园区的焕新工作尤为重要。为了让园区的整洁十几年如一日，鸿坤物业每年都会为清洁和美化园区花费很多心思，投入很多时间。比如：定期开展园区大扫除、节前大清扫等，这些活动常常都会有一个很特别的名字："洗脸行动""美颜行动""驻颜计划""时光美容师"……我们希望通过以上服务，营造更具亲和力的户外交互空间，令业主的憩居氛围在时光中逆行，永驻青春，让园区充满"家"的温馨。

　　过去，保洁工作经常被认为是搞卫生的大姐进行的简单体力劳动，而《清洁的力量》一书向我们展示，它其实有着更深远的意义，蕴含着很多学问，需要培养很多思维和习惯模式，也可以有更多实操方法。如今，市场正在发生深刻的变化，行业也在加速转型。随着清洁药剂、清洁设备的广泛使用，保洁也涉及了物理、化学、机械等多种学科，这也使得保洁工作成为一项具有科技含量的事务性工作。近年来，鸿坤物业在不断创新，与时俱进，甄选优质合作商资源，进行新一代清洁设备的升级，坚守严选产品、优选服务的创新精神，提出了以服务于美好生活为指引的服务创新模式，为业主全面打造洁净空间。

　　这本书从琳达的日常生活入手，通过真实的生活记录，深入浅出地讲述了清洁的意义。其实，在很久以前，中国也有这样一句话："福地福人居，福人居福地。"一个洁净的家，不仅能吸引人，更能招来福气。同样，一个洁净的园区，也能够成为业主心灵放松的福地。人创造环境，环境滋养人。家净，人则静；人静，心则安；心安，福则来。从今天起，希望每个人都拥有一个干干净净的家，看着舒服，住着幸福，往后余生，做一个平静而心安的人，永远温和，永远明朗。

吴国卿

北京鸿坤瑞邦物业管理有限公司总经理

CIH 英国特许房屋经理学会 CIH CM 特许会员

推荐序之三　人生就是服务，服务就是人生

　　人生就是服务与被服务的过程，人生下来就被人服务，长大成人后为大众服务，到老了也还是被人服务。服务贯穿了我们人类的一生，无论你在东方还是西方，无论身处什么国度，无论是什么民族，都一样。

　　感谢华夏出版社和三元翻译研习社的邀请，使我能够在正式出版之前读到这本《清洁的力量》。书中将看似简单的日常家务工作，即我们中国传统的洒扫应对这些基本技能，以一种灵性视角提升到新的层面。古今中外对这些基本的生活技能已经有了各种形式的传承，并使其演变为文化习俗，而这些看似简单的清洁活动，不仅可以改变我们的工作和生活环境，也可以改变我们与他人的关系，使我们与所在空间建立更好的连接。

　　这与中国金钥匙提倡的"先利人，后利己；用心极致，满意加惊喜；在客人的惊喜中找到富有人生"的服务哲学有着众多神似之处。去找寻极致服务背后的这些精神层面的意义，不仅可以让我们每个人更容易投入看似枯燥的日常工作，更可以为我们服务业从业人员与我们所服务的客人、服务的场所、服务的企业带来更高层面的连接。带着这些意义去工作，客人、场所、企业、我们自己，都会被注入犹如神助的力量。正如金钥匙提出的服务精神所说：虽然我们不是无所不能，但一定竭尽所能！在我们全心全意去服务他人的时候，我们带着更光荣的使命。

　　这本书不仅在精神层面上对清洁有着更高的解读，也非常务实地从方法、技巧和清洁用品的选择上，给出许多实用的建议和指南，告诉我们如何才能高效完成工作，同时又能照顾到环境和他人。这也是对客户、对社会、对家庭、对自己最好的服务。

　　期待本书付梓后，包括中国金钥匙会员在内的众多朋友们，都可以接触到这本书，不仅只是读一读，而且能够在自己的工作和生活中去践行本书字里行间所蕴含的精神，能够在服务与被服务之中实现自己的人生价值。

　　　　　　　　　　　　　　　　　　　　　　　　　孙东

　　　　　　　　　　　　　　　　　　　　　　中国金钥匙主席

推荐序之四　跪着洗马桶体验记

　　一提到"清洁"的意义，我们便会想到"一屋不扫，何以扫天下"。虽然这句话的原文是"一室之不治，何以天下家国为"，出自清代刘蓉的《习惯说》，但也足以可见，做好"清洁打扫"这样的小事是做好大事的基础！那作为日常琐事之一的清洁何以有如此大的效果？

　　当翻看本书时，我发现能把"清洁洒扫"之日常家务事写得清清楚楚，写得生动活泼，写得满含诗意，写得富有童话和神话的内涵，写得如同宇宙自然一般神奇，写得如同研究报告一般深刻，还有不少实践经验和清洁小窍门分享给大家，作者琳达·托马斯确实奉献了一本非凡的好书！

　　在这本书里，琳达把一种"看见清洁"的崭新视角，一种"善待洒扫"的真诚态度，一种"将至善请进居所"的热情友好，一种"清洁艺术"的美妙创造，细致地呈现给我们。她通过几十年践行的经验，为清洁工作这样的日常琐事赋予了新的视角和意义，去研究和思考、去记载和描述，甚至放到一个艺术的维度去实践，放到一个祭坛上去神圣化，但又不乏落地的实践经验，甚至物品材料，让我们可以直接去采取行动，这确实是非常有意义和有价值的。

　　我第一次见到作者琳达·托马斯是在2002年的美国纽约。当时，我正在一个以养老院为主体，加上托儿所、农场、诊所、商店和一些工坊的人智学社区工作。在这样一个照顾性质的社区里，清洁劳动是每日重要的工作任务之一。那年，我们社区有机会邀请到这位来自瑞士多纳赫歌德馆的大管家来做一场关于清洁的演讲。琳达的个子很高，说话很慢，朴实而真诚，主持人幽默地称她为"清洁女王"。那天，她讲述了清洁的历史、发展和社会状况；讲到了清洁与自然、人类的关系；讲到了如何把意识、心和行为全然投入清洁的当下之中；讲到了如何把对生命、万物的尊重和呵护，通过清洁工作来呈现，给予环境以照料、给予人以关爱。她说，照料好空间，是作为一种延伸的方式，来照顾那些经常在这个空间里工作、学习、生活或睡眠的人，这是一种表达爱的方式。

我还记得她讲到洗马桶的诀窍：

第一，跪在地上比弯着腰更好；

第二，一般情况下，如果不戴手套而是直接用手拿抹布去洗马桶，可以真正体验到物体的品质，和物体产生连接，甚至和使用这个物品的人产生连接；

第三，拿着抹布细心地擦洗马桶的里里外外，直到它闪闪发亮，这是一个艺术化的过程，也是精神化的工作，更是一个静思的过程。

她的描述确实震撼了我，但我也想象要如此认真而虔诚地去完成洗马桶这样一个"脏活"，怎样才能做到呢？

出于好奇，当晚一回到家，我就决定尝试一下这个方法。当我拿着清洁用品，认真地双膝跪在地板上，眼前的马桶突然以一个完全不同的视角出现在我面前，既熟悉又陌生。跪下所处的高度让我的双手很容易清洗到整个马桶，很轻松、很舒展，有点像拥抱的感觉，确实不像弯着腰那么累。在仔细擦洗马桶时，因为全神贯注，我的呼吸和动作都慢了下来，有了节奏，心也随之安静了，而孩子们使用这个马桶的画面一幅幅地浮现在我的脑海里，让我心里顿时觉得很温暖、很喜悦，让我更加温柔而有力地擦洗着眼前的物品。马桶似乎没有我想象的那么脏了，也不再仅仅是接受排泄物的容器，而是一个照顾呵护我们身体的物品，我顿时对发明马桶的人心生敬意。当清洁完了，我看着闪闪发光的马桶、干干净净的地面、漂漂亮亮的卫生间，觉得特别有成就感，也有一种奇妙的感恩之心，还有一些如同从梦幻中醒来的满足感。

虽然后来，我也没有坚持做到一直跪着洗马桶，但非常感谢琳达激发了我去尝试、体验和思考，也再次相信，如果任何事情都能做到神到、心到、手到、眼到，安于当下去做，有意识地、全然地让自己的内心跟随行为一起、与外在物品融为一体，这就是一个修行的过程，好似禅宗故事里的洒扫悟道一样，也会令人升起一些敬畏之心。

每个人都能用双手去创造和工作，用心灵去感受和整合，让自我意识逐渐觉醒成为自己。也许有很多方法和途径可以让这些能力得到发展，但全身心做好一些家务事和日常的清洁可以是最简单不过的成长途径。南怀瑾先生就曾说："洒扫、应对、进退"六个字，是古人的教育，包括生活的教育、人格的教育，是中国文化三千年来一贯的传统。作为家长和老师，我们可否真正领悟到这个智慧？是否能有意识地做到身心合一地带着孩子真诚以待日间的清洁洒扫?

2018 年秋天,我去瑞士多纳赫开会,由于朋友的介绍,我正好借住在琳达家中,也和她相识相交成了朋友。记得当我走进琳达的家门之前,我想象着琳达的家是不是一尘不染?是不是整洁得如同五星级宾馆?会不会干净得像医院那样无毒无菌?可是,当我走进她的家,看到的却是一个很普通的欧洲家庭,不大,却摆满了书籍、艺术作品、乐器和植物,客厅丰富有趣,厨房充满人间烟火,卧室舒适,卫生间整洁,就是一个温暖的家、一个雅致的家、一个令人愉悦的家!琳达说,认真做好清洁,不是因为有洁癖,不是为了达到极端干净的目标,而是一种用心地呵护,一种有温度地照料,一种艺术活动,无须完美,无须时刻都保持一尘不染。她的话顿时令我放松了下来。

2019 年春暖花开时节,我们有幸去瑞士参加华德福百年大庆之全球华德福幼儿教师大会,我再次到琳达家住了一段时间,其间带着华德福幼教论坛的朋友们到她家中一起畅谈交流,大家都被她的温暖和智慧所感动。于是,2019 年秋天,琳达便受邀来到中国,在几个城市做了分享,几乎场场满员。她对清洁的洞见、智慧和经验,成了一份给予很多老师和父母的宝贵的礼物。从此,琳达和中国便结下美妙的缘分。

王安石在《书湖阴先生壁》中描绘道:"茅檐长扫净无苔,花木成畦手自栽。"如果能把茅草房和庭院经常打扫,使其洁净得没有一丝青苔;亲手把花草树木成行成垄栽种,让环境、自然与人的关系多一份互动,多一份雅致和美妙,岂不滋养身心吗?

非常感谢三元翻译研习社和华夏出版社把本书的简体中文版

奉献给广大读者朋友们，愿这本书能帮助大家把清洁洒扫转化为
真正能滋养生命和心性的日常活动。

张俐

中国大陆第一所华德福学校创办人

中国华德福幼儿教育论坛（CECEF）主席

推荐序之五　清洁女王的清洁智慧

　　我是一名环保教育和实践工作者，在 20 余年的环保生涯里举办过数千场环保活动，深知环保理论和实践类的实用书籍的重要性。最近，一位北京的朋友向我推荐了华夏出版社即将出版的瑞士"清洁女王"琳达·托马斯撰写的《清洁的力量》一书。我知道，一直苦苦等待的一本环保类的佳作终于问世了。

　　作者琳达·托马斯在 20 世纪 80 年代创立了一家生态清洁公司，从事专业清洁工作，今天看来，她的公司应该是家政公司的始祖了。清洁是什么？简单地说就是打扫卫生或保护环境。人们普遍认为这是脏活儿、累活儿，是最卑微的工种了，但在琳达看来，这项不起眼的清洁工作却能够创造出和谐健康的家庭、校园、社区乃至人类社会。"只要想到它具有可以改变事物的不可思议的惊人潜力时，这项卑微的工作就会让我充满敬畏"，她把决心、毅力、合作、宽容、尊重、责任感、自主能力、专业精神、追求改变等积极元素融入到清洁工作中，自始至终给人和物充满爱的关怀，并为此投入了毕生的精力，创造了无数个令人惊叹的清洁奇迹。这使得一个起初只想成为一名母亲和全职家庭主妇的少女，成长为清洁领域里人人敬仰的"清洁女王"。

　　琳达不仅从清洁细节中掌握了对居所、校园等空间的清洁技术和方法，更重要的是，她能洞察人和物的真正需求，恰到好处地将一种充满爱的关怀照料"请进居所"，进而请进学校、社区和整个社会。从这里我们不难看出琳达这种以小博大、从善如流的清洁智慧。

　　这本书不愧为一本实用环保宝典，书中关于清洁工作的大量信息对我们正在开展的爱国卫生运动、创建文明城市等环保工作具有深远的指导意义。环保的核心是人，环保意识是从爱出发的，只有人心充满爱，你才能从细微之处发现环境问题，找到解决环境问题的办法，正如琳达所做的那样，从而在自己的环保工作中感受到内在的喜悦和对环保事业的敬畏之心。

陈永松

云南丽江绿色教育中心主任

绿色教育博物馆创始人

简体中文版作者序

我很高兴也很荣幸为这本书的简体中文版作序，同时，我要向使这本书得以在中国出版的人们表示衷心的感谢：华夏出版社的编辑朱悦女士、陈志姣女士、三元翻译研习社的创始人魏明宇先生以及为本书写推荐语的各位社会人士。

上次在我访问中国期间，我受到了非常热烈的欢迎，并被众多工作坊参与者的热心和意愿所感动。他们能够接受我的想法，认为清洁在我们的日常生活中可以有更深的意义。我们不仅可以通过有意识地感知我们的环境和生活空间来进行自我教育和发展，我们也可以练习自我感知，这可以引导我们发现我们的内在空间并让我们思考如何去关心它们。

同样重要的是如何选择我们要使用的清洁用品，因为它们不仅会影响我们自己的健康，也会影响我们身边的环境，甚至影响我们星球的福祉。参加工作坊的朋友们都对学习使用一些基础清洁用品非常有兴趣，这些用品可以在短时间内以非常低的成本有效地清洁所有表面。

学会爱清洁，意识到我们所采取的行动的力量，可以把简单的清洁活动或者只是清除污垢变成一种充满关爱的行为。有意识的关爱行为，使我们能够影响周围的环境，并为那些想要表现自己的事物创造新的空间：我们是在为未来创造空间。

环境很重要，因为它能引起我们的恐惧、使我们麻痹，并使我们感到分散。然而，它也可以保护、激励我们，并让我们了解事物的本质。最重要的是，精心营造的环境，充满了光辉和温暖。

在这样的空间里，我们可以教育我们的孩子，让他们茁壮成长，还可以帮助我们在家庭和工作场所的人际关系变得更加牢固。

老子教诫我们：天下大事，必作于细。我相信这也适用于我们为了地球和全人类的福祉，充满爱心地去做每天的日常琐事。

愿这本书有助于把一些家庭、幼儿园、学校和工作场所变成温暖和欢乐的小岛，在那里，可以帮助我们为后代创造一个健康的环境。

琳达·托马斯

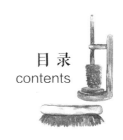

目 录
contents

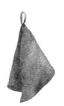

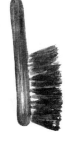

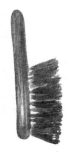

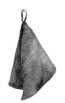

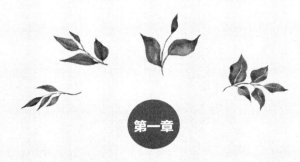

第一章

我是这样进入
清洁领域的

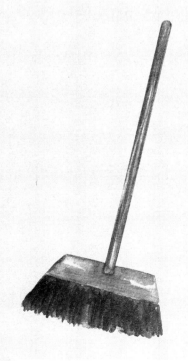

从南非到瑞士

如果一个人在下定决心之前，总是会犹豫或退缩，这样的人做什么都很容易放弃。所有的主动（和创造）行为，其中都存在一个基本的真理，那就是无知会扼杀无数的想法和精彩的计划。当一个人下定决心时，上天也会为之动容，会让各种事情发生来给予他帮助。决心会引发一连串事件，所有各种不可预见的事情、意外的相遇和物质援助都会到来，之前任何人都无法想象或预料的一切都会出现在眼前。我对歌德的一句诗深表敬意："无论你梦想得到什么，你都能做到，现在就开始吧。勇敢之中有天赋、力量和魔力。"

威廉·哈奇森·默里

（1913-1996）[1]

多年前，我从未想过自己会写一本书。在我做清洁的房间的书桌上，我发现了一段话，让我倍受感动，因为这段话与我生命中发生过的事情如此吻合。我打扫的这间房间的主人是一位对我的生命有着深远影响的女性。因为她，我才有机会去歌德馆工作。她为我安排了人生中第一次访谈，这次访谈使我的工作得以被报道。通过她，上天为我动容了许多次，也屡屡改变了我的生命轨迹。

---

1. Murray, *The Scottish Himalayan Expedition*, p.6.

　　让我从头说说，我为什么从事清洁工作。只要想到它具有可以改变事物的不可思议的惊人潜力，这项卑微的工作就会让我充满敬畏。我生活中大部分的事物，是通过我的孩子学到的。但在我的一生中，真正洞悉事物的能力则是通过20多年专业清洁工作的经历获得的。

　　年轻时，我只有一个理想，那就是成为一名母亲和全职家庭主妇。但是生活常常不如人意，我的命运转向了另一个方向。1953年，我出生在南非一个非常小的村庄，是七兄妹中排行中间的那个孩子。我们住过许多不同的地方，但其中让我记忆最深刻的是非常贫穷的农业社区里的一个小农场，从4岁到14岁我一直生活在那里。

　　我经常听到其他孩子说，只有原始人才有这么大的家庭，生这么多的小孩。但我父亲听到这些说法时，只是轻描淡写地回答道："原始人不会照顾自己和周围的环境，他们生活在尘土砂砾之中，没有任何尊严，也不懂得人类的价值。"这些话给我留下了深刻的印象。

　　因为家里很穷，父亲教诫道，我们唯一拥有的财产就是我们的智慧、能力和工作的意愿。很显然，我们没钱可以用于上大学，兄弟姐妹想上大学的话必须通过自己的勤奋努力来获得奖学金。

　　我们依靠土地为生，在很小的时候就学会帮助别人。我们学会了种植和照料蔬菜水果，收获、加工并对它们进行烹饪、烘烤。我们还缝制和修补我们自己的衣服，但是我们从未学会如何清洁。我们既不用自己铺床，也不用自己擦鞋子。在种族隔离时代，即使是最穷的白人也有仆人，因为黑人往往比我们更穷。14岁的时候，我经历了一次文化冲击。我们从那个小镇搬到了约翰内斯堡——一个充满敌意、毫无自然气息的大城市。在以前那个小小的社区里，我们都被当作个体对待，但是一夜之间，我们都成了普罗大众中的一个无名小卒。

我所有的兄弟姐妹都努力想上大学，但我却想成为一个大家庭的妻子和母亲，最好是在一个小农场里。做这些事并不需要文凭，因此我对进一步的学习没有兴趣。

离开学校后，我没能立刻找到一位合适的丈夫，这一可悲的事实意味着我不得不去寻找工作。我在银行找到了一份工作，在那里遇到了一个瑞士人，他成了我后来的丈夫。1977 年 2 月，结婚两天后，我们出发去瑞士。我们打算在那里待一年，为我丈夫移民做准备，这样我们才能在南非定居。

在瑞士的第一天，我偶然发现了保加利亚哲学家和神秘主义者奥姆拉姆·米哈伊尔·艾万霍夫（1900-1986）的书。他对我的生命产生了深远的影响。我在南非接触到严格的清教徒式荷兰改革派教会，同时发现灵性教育是一种自由与解脱的体验。我深信，能够向这位伟大的老师学习比回到南非更重要。所以直到35 年后的今天，我仍然住在瑞士。

抵达巴塞尔不久后，我遇到了一位比我母亲大 10 岁的医生，我们成了亲密的朋友。在许多方面，她扮演了我生活中母亲的角色。我对她才华横溢的儿子和女儿印象特别深刻，他们当时分别是 14 岁和 16 岁。我常常在她家欣赏艺术作品，无论是油画、木雕或泥塑，甚至厨房里的铜制烘焙盘，都是她儿子或女儿做的。

他们也演奏乐器。在交谈中，他们的博学给我留下了深刻的印象。我称赞她是一位出色的母亲，她把她的孩子教育成了多才多艺的人。对此，她只是轻描淡写地回答道："我当然尽了最大的努力，但我也非常感激他们就读的学校。"他们是如此优秀的年轻人，以致我想无论是怎样的学校，都必定有其特别之处。

这就是我初识华德福（鲁道夫·施泰纳）学校的由来。几周后我参观了他们学校的集市，我确信这将是唯一一所对我未来的孩子来说足够好的学校。但事实上，我并没有很快生育孩子。我的女儿生于1982年，五年后我的儿子也出生了。在我与华德福学校相遇的十年后，我女儿终于要上幼儿园了。我告诉我丈夫，我想让她去华德福幼儿园。他认为这太奢侈了，并且只想送她去一所"好的公立学校"，同时说："如果你想送她去私立学校，就必须自己负担所需的费用。"他显然低估了我的力量，那来自信念的力量。

清洁公司与危机

我儿子那时只有几个月大，我不知道自己还能做什么。女儿出生之前，我曾在巴塞尔一家美国公司担任执行秘书。但我不想再回到这么一份压力很大的工作中去，那会占用太多陪伴孩子的时间。我的一位朋友，她的三个孩子都上华德福学校，她建议我试着自己创业。她说："你为什么不创办一家清洁公司，并承诺只使用环保的清洁产品？目前还没有这样的服务，我相信肯定会有需求的。"这是一个双赢的局面，因为我的朋友有一家生产生态清洁产品和洗涤剂的小工厂。

我对这个想法很感兴趣。我知道自己找到了事业的方向，便毫不犹豫地立刻着手查找资料，并计划如何开始此事。

想成为一名专业的清洁女工并不是容易的事，我几乎没有任何清洁经验。我们在南非的农场里有仆人，其中男人们在土地上劳作，他们的妻子从事清洁工作，并由此得到一袋面粉、糖或几件旧衣服。男人们为他们的家庭盖了平房，并且在一小块土地上种植蔬菜。如果负担得起，他们会再养几只鸡，也许还会养只山羊来挤奶。

创办一家清洁公司让我感觉自己像一个冒险家在探险。刚开始的时候，我不仅是老板，还是记账员、秘书、唯一的员工和学徒。我有很多东西要学，不仅有关于创业的知识，还有如何正确地使用清洁剂和设备。打扫健身房使用的扫帚和在厨房里使用的完全不同。还有关于雇员、福利和保险的问题。我不知道如何投放招聘信息才能招到合适的员工，连要开出什么样的薪资条件都没有概念。经过六个月大量的研究和准备，我于1988年3月得到了第一份定期合同——来自一所华德福学校的清洁合同。

但事情不像我想的那么容易。清洁是我没从事过的职业，我也没有这方面的经验。与许多人想象的相反，我认为这是一个高度专业化的职业，同时我还需要学习与人相处的技巧。此外，学习如何保持体力也非常重要，还要学会保护自己的身体免受伤害，同时不被我所打扫的房间里的空气所影响。尤其重要的是，我必须学会尊重他人的空间，以一种不带评判的方式在这个空间里工作。

在进行专业清洁时，我们进入了一个全新的世界。我发现最难处理的问题是遭遇冷漠对待，缺乏承诺，有时甚至是缺乏尊重。人们以一种他们非常熟悉的方式称呼我，有时还会使用一些我做梦也想不到的、非常随意的称呼。有时清洁还是一项非常孤独的活动，我们的工作经常需要独自打扫卫生。许多母亲忙于日常家务时，也会经历同样的孤独。

在创业的最初几年里，我雇佣与我自己处境相似的妈妈们一起工作，她们的孩子年龄都差不多大。其中一位妈妈需要支付考取驾驶执照的费用，另一位妈妈想为她的家庭买一架钢琴。每当我们得到一个大型项目时，四五位妈妈就会一起出去工作，留下一位妈妈在家里照顾所有的孩子，她会和出去做清洁工作的妈妈们得到同样的报酬。对于我们所有共事的人来说，那是一段特别的时光。我们对待自己的工作都有着相同的态度，都被自己的理想所激励。但是，到了某个时候，钢琴买了，驾驶执照也拿到了，孩子们开始上学，也不太需要有专人照顾了，妈妈们就相继离开了。大约五年后，公司的组织结构发生了改变，我开始雇佣暑期有时间并且需要学费资助的学生们。

冷漠

大约在我开始创业六个月后，我遭遇了一场严重的身份危机。应对缺乏尊重，比我想象的要困难得多。经常遭遇到的冷漠使我感受到了伤害，比如客户知道我要来打扫卫生，却什么也不收拾，有时我觉得这是故意的。

当一个人把清洁当作工作时，人们往往会认为他要么其他什么事情都做不了，要么极需要钱。在这种时候，我常常觉得他们不知道如何与我合作。在外面的停车场遇见时，他们会跟我打招呼，甚至停下来聊几句，然而一旦我穿着清洁工的外套，推着我的清洁车，进入学校大楼，他们的反应就完全不同了。明明是同一个人却显得不自在了。我并不会感到尴尬，但有的人甚至不愿意和我打招呼。在走廊里，所有的人都会相互问候，但打扫卫生的人却好像不值得被问候。有时候我觉得自己是隐形人，甚至觉得被他们回避了。也许是因为我的存在在提醒着他们，我正在做着他们每个人应该自己来做的事情。

请别误会，我并不反对人们雇用清洁工来打扫卫生。相反，我认为那些不爱打扫或是因太忙而无法打扫的人是可以请人代劳的。这也很重要。如果没有机会为别人做清洁，我永远也不会获得今天所拥有的经验。然而，我发现很有趣的是，雇佣我们打扫卫生的人对于必须把清洁工作外包这件事，似乎比我们的态度还要保守。

缺乏承诺

有一位女士曾雇我每周去打扫她的房子。她丈夫经常出差，除了她的三个孩子，他们还养了很多动物一起住在房子里。她希望我作为一名专业人士能够胜任这份工作。但是在雇佣我之前，其他清洁工都没有在她那里工作超过一个月。我看了一下房子，同意每周三下午 2 点到 6 点去打扫。我第一次去打扫时，惊讶地发现房子里一片混乱。这位女士外出了，至少三天未洗的脏盘子就摆在地上，地板上摆满了各种你能想象到的东西。我简直无法相信眼前所见，几乎所有的房间里都有脏盘子，有的盘子里面还有剩菜。我开始收拾地板，等洗完所有的盘子，两个小时已经过去了。那位女士在我要离开前5分钟回来了，她非常生气，因为我没能按约定打扫完整个房子。

我指出合同里写明的只是做清洁，而不包含收拾碗筷。她为此争辩，但我很坚持。当我又一次去她的房子准备打扫时，发现情况和之前完全一样，我把钥匙留在信箱里，就直接离开了。

缺乏环保意识也是使我感到非常困扰与不安的一件事。当今大多数成年人都能意识到环境污染的影响，但却很少有人或者根本没有人采取任何措施来改善这个问题。在我做清洁的众多家庭和机构中，很少看到环保清洁用品被使用。最常听到的说法是，环保产品太贵了，清洁效果也不明显。这种说法要么是非常无知，要么是他们根本不愿意尝试新事物。从事了20多年的清洁工作，我几乎从不使用对环境不友善的产品。

曾有一段时间，当家人还在梦乡时，凌晨时分我就外出去工作了。为了生活，无数人每天早起奔波。但对我来说，这是一种新尝试，因为当时的我负担不起托育费。我把孩子送上床睡觉后，我也会一起睡觉，然后在凌晨时分起床去打扫学校，工作到早上5点，这样就可以在孩子和丈夫醒来之前回到家里。

我做清洁的这所学校有些偏远。一开始我会巡视整个学校，确保所有的窗户都关上了，并且没有人躲藏在校园里。在那段时间里，我的听觉变得更加敏锐。四周十分安静，我独自打扫着这所大学校，有时还会有这样的感受：我好像听到房间在对我说话。我也同时学会了分辨声音的种类：哪些声音是危险的，哪些声音是令人放心的。例如，冬天的供暖系统在凌晨 4 点左右发出震动的声音时，我就知道我该收工回家了。

三个问题

在夜间工作时，走在长长的廊道里，我发现有很多的时间可以用来思考。我试着去了解自己工作的深层含义，我的思想不断活跃着，超越自己眼前正在做的事。我也会想起以前听过或学过的东西，但现在它们有了全新的意义。

我问自己，这真的是未来几年我想做的工作吗？我是否愿意继续为他人服务，为他人收拾残局，清除灰尘，有时甚至受到他们的冷漠对待？

当我做清洁工作时，常常思考着三个问题：

1. 我该如何面对来自他们的冷漠、缺乏尊重和缺少对环境的承诺？

2. 房间的状态对人们有何影响？

3. 通过我清洁和整理房间的工作，我能给房间带来什么变化？

关于第二个问题，我体验过每个房间的不同。我总是会好奇，一个教室的环境对于在里面学习的孩子会有什么影响？卧室的状况对于睡在里面的孩子会有什么影响？又或者办公室、治疗室呢？人们在房间里说的每一句话、每一个想法、每一份感受、每一个热情的时刻，又或是每抽一次烟都会在房间里留下痕迹。

我们希望保留房间里好的事物，但是对于其他一些影响，能够很好地消除或转化吗？

思考的第三个问题是，我的工作会对房间和房间里将要进行的活动产生积极的影响吗？

这些问题对我来说至关重要。带着这些问题去工作，一点一滴地创造出一个新的空间，这样会让问题的答案慢慢浮现。

最重要的问题还是第一个问题，它的答案像是我在某处听过的一句话：如果你不能从事自己喜欢的工作，你就应该学会去爱你现在所做的事。

这个想法很好，但说起来容易做起来难。我可以把清洁推车交给一名学生，给他分配打扫 20 个厕所的任务，并要求他"打扫所有的厕所，并确保你热爱自己的工作"。但这是不可能的！改变对待工作的态度，必须来自内心深处。关于这点，没有人能告诉我们怎样做。

多年以前，我听过一个故事，帮助我学会如何爱上清洁。

在一个修道院里住着一个修道士，他承担了所有卑微的工作，如洗碗、扫地、擦地板等。他并不介意这些，而是充满热情地做着所有的事情，并且在工作时总是背诵一些小祈祷词："亲爱的上帝，当我洗碗的时候，请派一名你的天使来清洗我的心，让它变得纯净。"又或者"亲爱的上帝，当我打扫地板的时候，请派一名你的天使来陪伴我，让每一个在地板上行走的人都能被你触摸。"对于每一项工作，他都祈祷，并且以这种方式持续了很多年。后来，有一天早上他醒来，突然开悟了。从那天起，人们不远千里赶来，只为倾听他的智慧开示。

这个故事让我想起了小时候的一段经历。在小农场里，我们使用石蜡油灯。如果每天不清洗油灯上的玻璃，火焰的光就很难透射出来。我想这如同故事中那个修道士身上发生的事情一样。多年来，有很多"天使"在清洁和擦洗它，因此它的智慧之光才得以一直闪耀且散发出来。于是我明白了，我们所做的一切都映照出我们的内心世界。

另一个让我回想起来的记忆是，我的祖父在一次事故中去世，祖母来农场和我们住在一起。母亲把三个姐姐和我叫到跟前说："祖母非常伤心，她总是以泪洗面。我们每天早上要轮流为她整理床铺来安慰她。"在这之前，我们从来没有自己铺过床，母亲带我们去祖母的房间，告诉我们如何铺床。那时候没有羽绒被，必须非常小心正确地折叠亚麻布床单和毯子，这样边角才会看起来平整，上面的床单必须折叠起来显出美丽的刺绣。母亲强调说，最重要的是枕头。她把枕头拿到窗户边，向我们示范如何用力摇晃并彻底地拍打，说这样做可以让祖母的痛苦、泪水和悲伤随风飞走。然后再把枕头放回原处，轻柔地抚平它，为祖母祈祷。这样当她头枕在枕头上休息时也能够得到些许慰藉。

我当时 5 岁，30 多年来我本已忘记了这一经历，但当我面对学会如何热爱清洁工作这项挑战的时候，它又唤醒了我的这些回忆。不仅整理床铺的记忆回到了我的脑海里，连整理床铺时那种全心全意的态度都能再次感受到。小时候，我认为这是一件神圣的事，会把全部身心都投入到安慰祖母这件事情上。现在，作为一名清洁工回忆过往，我相信，只要我能在工作中再次体验到这种乐于奉献的感受，就能学会真正爱上清洁。

我开始这么做起来。起初这仅仅是一项练习，我试图去了解自己所做的工作，从一些物品上抖落一些东西，擦掉或扫掉一些东西。我带着全部的觉察以及全身心的投入和奉献精神去工作，就像是为了要生存下来一样，让我有了坚持下去的信心。不断地重复练习，这种坚持变成了一种习惯，我发现自己所做的事情拥有着更深层的意义。我发现自己可以从工作中汲取力量，这个发现使我怀有深深的感激。带着感激之情，我第一次体验到了愉悦。越是用这样的态度投入工作，就越能从中汲取力量。但更重要的是，这样的态度丰富了我自己，我的精神更加饱满，生命更具有能量，并且这样的态度、精神、能量是任何人都无法夺取的。

几个月后，当我作为一名华德福家长打扫女儿的幼儿园时，我看见了小小的抽水马桶。在那之后，我在许多日托中心都看到过，但在那一刻，我却是第一次见到那样的马桶。那些小马桶非常令我感动。我的个头很高，要清洁这些小马桶，唯一有效的方法就是跪下来工作。就在跪下工作的那一刻，我女儿小小的样子出现在我的面前。我想到不久以前我还在给她换尿布，而现在她的小屁股已经可以坐在这个小马桶上了。那一刻，我体验到一种全然献身、全身心投入的感觉。这种感觉强烈地冲击着我，我意识到我们一直是在为他人做清洁工作。我开始明白清洁也是一项非常重要的社会性活动。当然，即使我们独居生活，我们也会为自己打扫，但当有人来访时，我们总会更加用心地去打扫我们的家。

这个经历让我更加清楚地明白了，清洁可以分为不同的层次。首先，我清理掉一些物品，去除一层层的旧污垢；其次，与此同时，我也在清理自己的内心；最后，我给那些即将使用我所清洁过的空间的人留下一份礼物。20 多年后的今天，通过无数的工作经历，我可以完全诚实地说，我仍然热爱清洁。

　　只有我们自己能决定用几分认真来对待一份职业。对我来说，照料一个空间是最基本的。任何有生命的机体，只有在受到照料时才能发展得更好，无论是一个孩子、一株植物、一栋像歌德馆这样为社区服务的建筑、一个学校还是一个家，甚至是我们最重要的人际关系都是如此。

清洁和照料

　　一段时间之后，我发现清洁和照料有很大的不同。在清洁时我们会清除污垢，但清洁的成果有时保持不了 5 分钟。刚把走廊打扫干净，就有人从上面走过，留下脚印。厨房地板刚刚闪闪发亮，就有一个小孩跑进来，自豪地向我们展示他在沙坑里发现的珍贵宝藏。正因此，许多人觉得清洁是一件令人沮丧和毫无回报的工作，是件苦差事。

　　然而，如果我们付出自己全部的精神、意识和奉献来做这项工作，并有意识地用指尖深入每个细小的角落，那么清洁就会呈现出滋养的一面，就会成为照料。在照料房间的同时，我们不只是接触到物理环境，整个房间的氛围也会发生变化，就好像让房间里充满了光。孩子们对这样的转变，反应十分强烈，他们可以直接感受到氛围的不同。我们曾为一栋大房子做彻底的春季大扫除，10岁的男孩放学回来后，便立即想知道墙壁是否被重新粉刷过，因为房子看起来如此明亮又闪闪发光。

当我们用心照料一个空间时，新进入的灰尘并不会令人感到心烦意乱，人们可以接受与适应它。被照料过的空间氛围与布满灰尘污垢的空间氛围完全不同。照料一个空间的最美妙之处在于，它比仅仅清除有灰尘的空间维持的时间更长久。

一位老妇人听说了我的工作方式，让我打扫她的房子。有人告诉她，如果委托我照料，房子会变得更干净。我用心地打扫了她的房子，尽可能地做到完善、彻底。十天后，她打电话和我说："这果然是真的。你知道吗，琳达，我请其他人每周来帮我打扫卫生，但是仅仅过三天就又会看到灰尘。可你打扫过后，这些天我每天都在仔细检查，直到今天我才看到灰尘。"

不可思议的是，当我真正热爱清洁工作时，我的客户们也会感受到差别。一天晚上，当我正在打扫房间时，一位只是在签订合同当天见过的建筑师突然出现在我的面前，他关心并询问我的情况，感谢我做了十分有价值且宝贵的工作。

我的"名声"有时也会产生一些负面的影响。公司稳步发展后，我必须把一些工作分派给新同事去做。我也因此收到了一些投诉，客户说打扫得不像以前那样干净了。但我相信这件事只有一种可能，那就是我没有像照料房间那样细致地照顾好我的员工。也许客户们下意识地注意到我工作的方式，并认为这是使得他们的房间氛围变得不同的原因。

当我们照料一个空间时，并不只是简单地去掉灰尘，我们还会为新的事物创造出空间。什么是"新的事物"？谁来填充这个空间？这是很重要的问题。当我在思考这样的问题时，我保持着开放的心态。多年后，问题也得到了答案。学会用爱和臣服来工作，以不带评判的方式进入一个空间，这使得我进入的每一个房间都成了我的任务，房间看起来越糟糕，这个任务就越有趣。我从未产生过反感，即使面对最糟糕的厕所也是如此。我不会想"天呐，这真是一个肮脏的地方！"，我只是去接受它，它现在是我的任务。

歌德馆

1992 年，有人问我是否愿意全面接管巴塞尔附近的多纳赫歌德馆的清洁工作。歌德馆是一个文化中心，是国际人智学运动的所在地，也是灵性科学学校和人智学总会所在地。这对我来说，不仅是一个巨大的荣誉，也是我职业生涯的巅峰。

实际上，自 1989 年以来，我们公司已经接管了歌德馆所有卫生区域的清洁工作，我会在同事生病或请假时接替她们。歌德馆共有 64 个马桶，正是在那里我学会了跪在马桶前做清洁。以前我经常弯下腰，挺直身体，打扫时以一个半圆形的弧度来回移动，这些动作让我感到头晕目眩。那时候我不像现在这么有清洁经验，我很快就注意到这种弯腰清洁的姿势对于我的背部负担太大。因此，我跪在马桶前，认真地清洁马桶，并确保能接触到马桶的每一个角落：马桶的底部、边缘下面、铰链以及马桶与地板或墙壁相连的地方。这一姿势让一切都变得不同。我对厕所的看法发生了大大的改变，不仅仅是在感官方面。我调整自己的姿势，甚至用不同的方式触摸马桶。一完成这些工作，我就有意识地站直身体。所有这些都是全新的体验。这使我对自己的直立有了更强的觉知，同时也感受到空间里的氛围有所不同。我经常重复这个练习，以确保我在工作的时候更加专注。每次我直立身体时，我都会体验到空间中发生的变化。

我和一个朋友分享了这一体验，她曾努力学习想成为一名社交治疗师，并有幸在康复村社区向卡尔·柯尼希学习。她对我说，从奥秘的角度来看，每一个有意识的行为，都会对气氛产生影响，人们都能感知到它并受到影响。我相信这种效果可以类比治疗工作。太虚弱而无法行动的人哪怕只是通过观看治疗师进行特定的练习，也能体验到练习效果。

在创办公司的五年后，有一次我为同事代班清洁歌德馆，这一次的经历对我的人生产生了很大的影响。那位开始提到过的保加利亚哲学家、神秘主义者艾凡霍夫，出现在我的梦里。他来到我的面前，对我说："现在是时候认识你所做工作的重要性了。"他带着我打开了一扇厚实的木门，进入了一个我从未见过的房间。这个房间有着高高的天花板、厚重的家具，彩绘墙上有令人印象深刻的画作。我们站在门口，他的视线扫过整个房间，似乎在和房间打招呼。然后他开始用和谐、流畅而非常精确的姿态打扫房间，物品被他细心地拿起并用软布擦拭干净。

他说："当你打扫的时候，你不仅仅是在清除灰尘，也不仅仅是让所触摸的物品得到新生，你还在有意识地为新事物创造新的空间。无形的存在与每个房间、每个物品、每个人都有连接，甚至与这个空间将要发生的活动也有连接。有的存在是来提供帮助的，也有一些存在会产生阻碍。清除灰尘和污垢就会创造出一个新的空间，你不知道这个新创造的空间需要什么，但是你可以把它交给这个清洁过的新空间里的灵性存在。那些灵性存在会确切地知道人们、空间或活动需要什么，于是新的积极的事物就会出现。不要只为有形的存在提供空间，还要为那些对环境有益的灵性存在提供空间，让它们来做决定。"

在离开房间之前，他在门口又停留了一会儿，确认一切安好，物归原位，就像我们刚进入时那样。

第二天早上，当我还在打扫厕所时，负责歌德馆清洁事务的人走向我，问我打扫完后是否可以接下另一项任务，因为当时清洁团队中的很多学生都没有来。他带我去看我将要打扫的房间，我感到非常惊讶——这正是前一天晚上我在梦中接受教育的那个房间，我在那里学到如何照料和开创一个新的空间。

在那之后，我再也没有带着想要改变的想法进入每一个房间，而是更有意识地照料人们工作、学习或睡眠的空间，这样的工作方式需要专注和敏锐。试图把我自己的想法强加给一个空间是没有意义的。通过主动臣服，我学习到我们能够转化那里已经存在的事物。不要去改变什么，而是去保持它们，因为我并不知道这个空间需要什么。一个教室是需要和谐、轻柔、慈爱的氛围，还是需要一个坚定、稳固的结构呢？我相信与这个房间或活动相关的支持性的灵性存在会知道需要什么，把我创造的空间交给这些前来帮助的灵性存在就足够了。因此，我学会了以"如你所愿"的态度去工作。

生活在孤岛？

我真的相信人们可以用更深刻的方式，以更健全的角度来认识清洁活动。作为妈妈和家庭主妇，并不总是可以得到应有的认可。我常听到人们说："整天待在家里不用工作一定很轻松。"我也非常理解女性同胞们说的"我读过书，我有权从事我的职业，我和我的丈夫一样有工作的权利"。

在一次开完会回家的路上，我在火车上跟坐在对面的一位女士交谈。她已经获得了神学学位，在学前儿童宗教教育会议上刚发表完演讲准备回家。巧的是，她是我在这个月内遇到的第三位女性神学家，非常特别的是，她们三位都是女权主义的拥护者。

我谈到了自己的工作，并提到让我感到遗憾的是，国家宁愿向幼儿日托中心投入数百万英镑，也不愿把钱投资于延长产假以支持那些想成为全职妈妈的人。但是她的强烈反应让我大吃一惊，她说："你生活在孤岛吗？"

她说我的想法与当今的现实完全脱节，同时指出，追求早已过时的境况是愚蠢的。她声称女性不想再待在家里了，她们已经赢得了拥有一份事业的权利。她告诉我，研究证明在日托中心长大的孩子（尤其是那些整天待在日托中心的孩子）不仅能学会更好的社交技能，而且更聪明，更不容易成为种族主义者。她说，以这种方式长大的年轻女性完全相信这是正确的方式，她们肯定会对自己的孩子做同样的事情。

她的慷慨激昂使我有些震撼。我真的与现实脱节了吗？但是，为什么还有这么多人邀请我来谈谈自己的工作，谈论一个与家务密切相关的话题呢？为什么还会有这么多年轻的母亲到来？我也有自己的职业，在孩子们还很小的时候，我也在外工作。我选择自主创业，这样我就可以保持独立，并根据孩子们的需求安排我的时间。

在过去的 20 年里，清洁这项非常重要的工作使我在不同层次上学习并获取了丰富的资源。而正是在清洁和照料的过程中，我找到了我个人的灵性道路。几乎每天我都能体会到，虽然很少有人能轻松胜任自己的工作，但我们却是在工作中成长。

如果有更多的人能够发现并认识到家务的深远意义和社会重要性，那么那些在家工作而未拥有事业的女性，将会得到更多的认可，这会让她们在日常琐事中找到更大的满足感和成就感。

在关于清洁的讲座和研讨会中，我试图分享自己在这项工作中所做的和所经历的。许多人在我的故事中更认同自己，这些故事容易理解，也帮助她们表达自己的经历。这些分享为她们提供了以新方式安排日常生活的机会，甚至为她们带去了全新生活的可能。

对我来说，以仁爱的方式来完成自己的工作是很重要的，就如同我成长的方式。其他人或许也有类似的做法，将自己与更高层面的灵性存在联系起来，在个人道路上成长。我们的行为是否有着深层的含义呢？只是简单地做一份工作，还是努力以有益的方式工作？当我们进行清洁、创造秩序、关照我们周围的环境时，对灵性世界又意味着什么？

每一个重复的动作如果变成例行公事，就会变得非常沉闷，但是当我们带着爱和觉知来完成时，它就可以成为一条灵性成长之路。如果我愉悦地将混乱转化为秩序，使陈旧积垢的物品变得清新美丽；如果我试图阻止事物的退化和腐烂，使我身边的物品充满生机，这样的工作不亚于医生或治疗师帮助人们恢复健康。

清洁是我们家庭生活中非常重要的一部分，但是很多人告诉我，他们在职场工作时，可以专注地工作几个小时，并且毫不费力就能做到。但是在家里，一切似乎都变得很困难，家务工作看起来也似乎没那么重要。我们的家，应该是让我们能够休息和恢复的地方。在这里，我们可以践行"善始于家"。通过在家中以爱和奉献精神工作，努力发展这样的品质，将带来更多的信任。

照料工作的另一个社会层面的意义，在于它所创造出来的氛围。我们在愉悦的氛围中能更好地从疾病中恢复过来。我母亲说过，生病的孩子在干净的床上和洁净的房间里康复得更快。邻居曾经和我说过，她不明白为什么每次她儿子生病时都坚持睡在客厅的沙发上。我十分了解她家的情况，他儿子负责照管自己的房间，那个房间通常非常混乱，而客厅却干净整齐。

清洁和照料，是对我们身边的人来说必不可少的基本服务，正如有意识的、以对环境友好的方式进行清洁打扫，对大自然是必不可少的一样。

我们的家，不仅为我们提供了庇护，同时也保护我们免受外在不良环境的影响。在家中，我们是最真实的自己。家为我们提供了空间，让我们的灵魂和精神从中得到滋养和强化。家的根本重要性还在于，它是一个新社会形成的地方，在家中孩子成长为新一代的人。在家中，我们应给他们提供机会，不仅让他们在身

体上成长，也让他们学会以健康的方式思考。在这里，他们成长
为健康的、有社交能力的人，未来能够很好地完成他们的工作。
没有什么比为人类的未来提供一个健康的家园更伟大的事情了。
如果我们不花时间这样做，将来只能懊恼、后悔。从养育的角度
来说，照料与清洁工作也可以帮助建立良好的社会基础。我们不
再需要竭尽全力对抗污垢和混乱，而是学着改变我们自己对待与
处理它的方式，并创造新的空间，让积极的事物出现。

　　社交能力意味着什么呢？如何建立社会基础？当我们决定
组建一个家庭，把孩子带到这个世界上时，我们需要承担哪些
责任？

　　在今天，只是做个妈妈、做个家庭主妇，并不会让人觉得有
魅力。我们并不是在聚光灯下打扫厕所或换尿布，在家里，我们
面对自己和真实的生活。在维持生活必要的日常活动和追求和
谐、秩序、美丽这两者之间，我们发现了照料。养育和照料都在
创造一种氛围，转换内部和外部的空间。

　　养育和照料工作具备炼金术的法则，它本身就是一种魔法。
但请不要在复杂的程序和仪式中寻找这种神奇的力量。魔法的秘
密在于我们的态度，一旦发现了正确的态度，我们就拥有一种神
奇的方法，不仅能让我们与人交流，还能让我们与动物、植物
和无生命的物品之间交流。每个人都需要为自己找到这样一种态
度，培养对一切事物的尊重和敬畏是很重要的。

　　当然，追求完美和自我实现也很重要，但这一切只有在家庭
以外的地方才能获得吗？通过我们所做的每一件事来发展和教育
我们自己，难道不是更有意义吗？在歌德馆举办的一次题为"家

政作为一项职业的重要性"的研讨会上，曼弗雷德·施密特·布拉班特将家务工作者比喻为一名牧师。坐在我身后的一位年轻妈妈忿忿不平地说："我没有当牧师的野心，只想做一个好妻子和好母亲，这已经够难的了！"

然而，能否成为牧师只在于自己的态度。公主与女仆的区别在于，她们完成工作的态度不同。努力实现自我成长，与在外部要求下完成任务，情况是不同的。当我们的工作源于内在自发的意愿，怀揣着更高的理想，就会获得坚持不懈、越挫越勇的能力这份礼物。

布拉班特在其书中提到，早期的人们在古老的神秘中心、启蒙圣地得到开示，而如今，启蒙发生在日常生活中。他相信，新的奥秘就发生在我们的家里、社会机构，以及任何我们出于灵性理解而投入工作的地方。只有当生活中的人们学会改变和重塑自己的生活，新的社会才有可能充分发展起来。没有什么能像家庭那样让我们亲密地融入日常生活。

我们为灵性世界所做的一切都会成为一项投资，任何人都无法夺取。在这里，我们都是平等的，都有同样的机会。

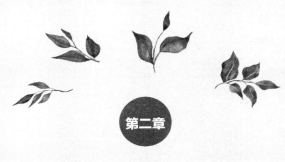

第二章

清洁的传统

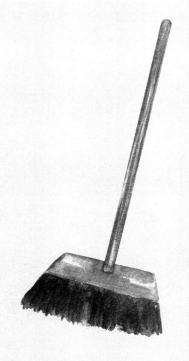

　　清洁不只关乎卫生、保健，还与深厚的文化传承分不开。西方大部分国家的人们会在春季进行大扫除，有时在临近节前或节后还会进行一次彻底的室内大扫除。直至今日，春季大扫除在德国、荷兰等地以及俄罗斯东正教徒中仍是一种传统，通常在狂欢节过后、大斋节开始时进行。这时他们会禁食以清洁身体，并为房子做春季大扫除。像许多其他传统一样，这个节日也被商业化了，每到2月，就会有很多清洁用品出现在商店货架上。

　　在美国、新西兰、英国和许多其他国家的文化中，春季大扫除通常会在复活节前进行。老一辈的人是坚持彻底大扫除的忠实信徒。春季大扫除大约在复活节前一周就开始，人们通常清洗窗户、取下窗帘和灯具清洗干净并重新挂起来、打扫地毯、给地板打蜡、家具抛光等，还有许多其他工作，直到房子的每个角落和缝隙都受到家务工作者无微不至的照料。当复活节那个星期天到来时，每个房间都闪闪发光。

　　一位美国朋友在孩子还小的时候就遵循了这个传统，她承认，桌上散发着柠檬油、烤面包、风信子和水仙花的香味，仍会使她感到一种浓浓的怀旧气息，并促使她拿起清扫工具工作。

　　清扫作为一种传统可以追溯到几千年前，在古代波斯、埃及和中国，都有关于整理家务的记录。另一个古老的清扫传统是犹太人的做法，他们会在逾越节前彻底清扫房屋。在佛教中，清洁时要保持正念和觉知，这个传统和佛教本身一样古老，时至今日仍在践行。

早期文明

每天我们都在做着无数的基本动作，这些动作强化巩固了一个极其复杂的系统，这个系统是关于秩序和分类的，它确保了在更大的秩序中，一切都有自己的特定位置。虽然这看起来似乎并不重要，但却构成了文明的根基。一个动作跟着另一个动作，很少有人停下来思考他们为什么会这么做。我们不会谈论它们，因为太琐碎、太平凡了，然而每天所做的、最微不足道的家务活动对于我们的生存却必不可少。

文明建立在这些最基本、最原始的动作之上。鲁道夫·施泰纳观察到：人类的业力由此开始。只有当人类开始用手工作时，人类的业力才成为可能。人类是从爬行进入直立姿态的，与此同时解放了双手，这是人类进化的重要一步。[1]

起初，人们创造出空间来保护自己和避免危险，使他们可以安然入睡。他们也在这些空间里创造和设计了工具和物品，这些活动使最初的思维和分类的基本系统得到发展。手和大脑联结起来，决定东西放在哪里，这不是静态、僵化的过程。安德烈·勒罗伊·古尔汉指出，从保护性质的建筑到必须维护和照料的真实小屋，这个过程恰好与人类生活基本节奏的出现相一致，这种节奏将时间和空间的概念带入意识中。在家里进行的活动是社交节奏的起源[2]，通过这些活动，人类发展出一种协调、统一的方式来运用身体和使用维持身体所需的物品。勒罗伊说，家庭的秩序和

---

1. Steiner, Rudolf, *Foundations of Esotericism*, 1923 年 10 月 11 日的讲座。

2. Leroi–Gourham, *Hand und Wort*, p.388.

清洁无疑是社会文明的摇篮，这个说法并不夸张。

尼安德特人住在自己啃过的骨头堆中，必要时也会把骨头往外推一点。大约 3 万年前，当垃圾被人们存放在居所外时，人类迈出了革命性的一步。对于那些认为家务工作毫无趣味并且微不足道的人来说，他们会觉得垃圾箱的发明对人类文明进程起着决定性的作用这一说法太过牵强。然而，正是垃圾箱的发明与使用形成了分类系统，也使得人类的思维更加细化。在历史的不同阶段，勒罗伊发现了一个社会化原则，即从一个中心点开始，在周围创建秩序。这个中心点便是家。围绕这一中心，形成了更大的圈子：农田、工业、交通系统、图像的传输、数据的积累等等。令人惊讶的是，最初的行为仍然保持不变，我们会把垃圾带到外面，这依然在遵循祖先的做法。金字塔的塔尖是理性的人类，充满效率和智慧。但这些光芒使我们无法看清事实，塔尖通常都非常狭小，纯粹的理性与深广的思考相比起来显得微不足道。家务工作需要大量的常识，让我们能够不断地从旧事物中创造出新的东西，甚至通过细心的照料创造出新的物品。[1]

秩序是从未分化的混沌状态中创造出新的分化。产生秩序是一种深刻的创造行为，与艺术创造有着同样的高度，也被认为是最原始的艺术行为。当我们想依据自己的想法塑造或构建事物时，会通过创造秩序开始。人们没有觉察到，我们无法在没有秩序的环境里生存。每天早上，我们都会重建生存秩序的基础，在熟悉的家庭环境中处理围绕我们的事物，这就是在重建秩序。我

---

1. Kaufmann, *Mit Leib und Seele: Theorie der Haushältigkeit.*

们想让生活变得更加简单，而这样的想法与做法就是在构建我们自己需要的秩序。

在开始打扫之前，我们必须先收拾好物品。为了更有效率地完成这项任务，我们做着系统性的工作。大多数人早上做的第一件事是洗脸和洗手，人们的一天实际上是从清洁开始，这也是我们教给孩子的第一件事。之后是早餐，然后是清理桌子、洗碗、刷牙，这些都是再一次的清洁。

这种模式一整天都在重复。即使以冥想来作为一天的开始，首先也是要创造内在的平静，这是通过整理思绪来实现的。几乎每一件事、每一件家务都以建立秩序和清洁为前提。起初我并没有觉察到这一点，但当我学会在清洁时有意识地观察自己的动作，我很快就明白了，日常生活都需要秩序和清洁作为基础。清洁是一种基本的文化体验。这项活动如今正面临着消失的危险，不仅对于许多儿童，而且对于社会中的大部分人来说都是如此。

如果重新理解看待清洁的态度，我们可能会重新发现清洁和照料工作的文化特质。通过这些日常的工作，我们将自然而然的行为提升到文化的层面。我们还发现，人类的用心照料可以无条件地与物质结合在一起。

伊斯兰教的净化

穆斯林文化中最著名的、用于净化精神和身体的传统就是土耳其浴，即哈曼。哈曼是一个清洁、净化和疗愈身体的场所。它不仅是一个普通的浴室，还是一个疗愈及社交文化活动的中心。数千年前，人们已经了解到哈曼的好处。

伊斯兰教非常注重身体和精神上的洁净。圣训中说："净化是信仰的一半。"伊斯兰教要求穆斯林清洁他们的身体、衣服、房子和整个社区，并认为他们这样做会得到真主的奖励。

人们普遍认为清洁是一种良好的品质，伊斯兰教坚持这一点，并使之成为其信仰中不可或缺的基础。穆斯林必须在道德、精神和身体上都是纯洁的。妇女无论是否在外工作，她们每日首先要做的就是关照家庭成员的身体、道德和精神上的需求。穆斯林妇女能够把自己的家变成天堂或地狱，这取决于她自己的虔诚程度和行为。良好的卫生习惯最重要的一个方面就是清洁，在伊斯兰教的信仰中，身体状况会影响心智，身体清洁对于精神健康至关重要。

穆斯林的家里非常干净，几乎有着神圣的氛围。在进入穆斯林家里时，在外穿的鞋要脱掉。上厕所时，也需要换上专门的鞋，不能穿这些鞋走到家中的其他区域。沐浴和清洗物品用到的水必须是流动的。在水盆或水槽里清洗的物品，最后都要在流动的水中冲洗干净。（正因如此，你通常不会在水槽里找到塞子。）

其他传统

其他的社会传统认为日落后不应打扫房子，也不该倒垃圾。

一位正统的犹太朋友曾向我解释太阳落山后不要将死苍蝇留在屋内的重要性。

在某些文化中，特定的活动会考虑在特定的日子里进行，这是很重要的。例如，星期天既不适合洗澡，也不适合洗衣服；星期一不该买或穿上新衣服；星期二不适合看望家人；星期三则被认为是去看医生的好日子。

在尼泊尔，家庭主妇早上的首要工作是从低层楼向上依次打扫房子，而不是自上而下打扫，因为只有在家里有人去世时才会从楼上往楼下打扫。她们接下来要做的工作是清洗水壶和水罐并装满水。每天早上必须打来新鲜的水，因为过夜的水不适合饮用和煮饭。她们用烟灰来清洗铜器，而不用肥皂，因为后者被认为是不洁净的。有时，特别是在节日或庆典的时候，人们会用牛粪和红土的混合物来清洗房子里的泥地。

对哥伦布时代的玛雅人来说，春天从新年的第一个月开始，也就是波泼（Pop），从象征和字面意义上，它都代表着一个更新的时期。过去一年的盘子、编织垫和衣服都要被处理掉，人们要制作新的罐子、编织垫和衣服。

日本的"禊"

第一次听说"禊"[1]的传统，是一位日本学生告诉我的。这是冥想的准备活动，也是一种净化仪式和灵性践行。她说，清洁是

---

1. 编者注：音同夕，misogi。意为古代春、秋两季为消除不祥而在水边举行的祭祀。

日本文化里最重要的传统之一。通过清洁来实践褉祓，也是创建良好健康环境的一种方法。用手拿湿布进行清洁，被认为是冥想的好机会。

她的解释帮助我理解了为什么有这么多顶尖的研究水科学的专家，如江本胜博士，都来自日本，很多有效的微生物和电解水系统也来自日本。在日本，炎热潮湿的夏季，细菌和昆虫很容易繁衍，即使在又冷又干的冬季它们也能存活下来。而清洁的主要目的是创建一个健康的环境，这改变了日本大众对清洁的普遍态度。

日本文化有很强的二元性，比如是与否、好与坏、积极与消极等。这在日语中很常见，不好意味着坏，不坏意味着好。在清洁中也可以找到二元论。人们认为创造一个良好的环境可以摆脱坏的事情，这就是不坏就是好的逻辑。尽管摆脱"坏事"很重要，但这还不够，我们必须积极地创造一个好的环境。

空气中的水离子促进健康，因此创造健康环境的基本方法是创造更多的水离子。湿度在50%到70%之间是形成水离子的最佳条件。如果空气太干燥，水离子就会减少；如果太潮湿，墙壁就会被冷凝物所覆盖，使接触空气的表面积变小，从而导致水离子也会减少。

房屋内部使用的建筑材料，如木材和石膏，能够调节湿度。当木头或石膏把湿气释放到空气中时，也会产生水离子，这会有助于健康。要尽量避免使用合成成分作为表面材料，因为化学挥发物有害健康，而金属材料是中性的。风在电解过程中也扮演着重要的角色，当湿度过高时，风会分解水粒子并产生水离子，从而起到缓解作用。

在清洁中另一个重要的元素是，用手拿着潮而不太湿的抹布进行清洁。用湿抹布在任何表面上摩擦都会产生离子，重要的是要用足够的力量去擦拭表面，这样才能分解水离子。根据这位日本学生的说法，欧洲人常用长柄拖把清洁地板是没有用的，因为拖把太湿，没有足够的摩擦力。于是人们使用不健康的化学产品来清除污垢。其实，最好的方式就是用水，使用双手用力擦拭。用双手拧干抹布，去除多余的水分，这也是日本的传统做法。

她告诉我，日本文化里的这一部分传统也正在消失，这实在让人难过。许多日本妇女必须外出工作，而且家里没有人帮她们照顾，她们正使用更多的化学物品让清洁做起来更容易。

希腊和俄罗斯习俗

在希腊，"清洁星期一"也被称为库鲁马（Koulouma），时间是在大斋节开始的时候（复活节前40天），是整个狂欢节的高潮。这个节日也被称为洁净星期一、大斋节星期一、扫灰星期一，代表了精神和身体的净化。有人说这个节日的名称包含了清洁一词，是因为在狂欢节结束之后，家庭主妇们都要花上整天的时间打扫房子和整理器具。如今，对于大多数希腊人来说，庆祝"洁净星期一"这个节日就是去山上或海边享受一次斋戒野餐并放风筝。

俄罗斯有一个特殊的传统。春天来临前，你会看到在公园里，不同年龄的俄罗斯妇女会在雪地上铺上地毯，用棍子或网球拍拍打它们，然后把它们翻转过来反复地拍打。一天下来，公园里到处都是黑色的积雪。人们认为这是清理房间里挂在墙上、铺在地上的各类地毯最佳的方式，也是唯一的方式。

在较早的时期，俄罗斯上层社会的家庭会雇佣外来务工人员帮助他们进行春季大扫除，就像在农忙的收获季节里所做的一样。在玛格丽塔·沃尔罗斯金（1882-1973）的描述里，还有一个专门清洁地板的抛光师协会。

> 现在的拼花地板已经不再像以前那样闪闪发光了，因为地板抛光师协会（Polotjory）已经消失了。那时每周都有五六个男人赤脚出现在我们的房子里，他们穿着宽松的黑色天鹅绒裤子和红色衬衫，衬衫垂下来直到膝盖，松松地挂在臀部的腰带上。他们工作时，要把所有物品移开，地毯卷起来，家具靠墙边，课程也要停下来。他们每个人都在右脚绑上凉鞋，鞋底有上过蜡的刷子。然后他们在房间里排成一排，双手交叉放在背后，右脚在前面，从右到左，从左到右呈弧形运动，同时用左脚推动自己向前走。他们的头发垂到脸上，随着节奏来回摆动。其中一人保持站姿，并用脚前后摩擦地板。所有的动作都以强大的力量和高速的节奏进行着。他们就这样跳着舞穿过一个厅接一个厅，一个房间接一个房间。当他们离开时，房子里留下混合着蜡和松节油味道的汗水味，而我们的地板闪耀着光泽。[1]

---

1. Woloschin, *The Green Snake*, p.23.

春季大扫除的起源

据我所知，关于春季大扫除的起源有着不同的说法。一些说法称它起源于诺鲁孜节，意为"新的一天"，是传统的波斯新年，也正好从节气中的春分开始。另外的说法称它起源于古代犹太人为迎接逾越节而彻底打扫房屋的活动，逾越节是纪念上帝将犹太人从埃及的奴役中解放出来的节日。

逾越节

在为期七天的逾越节期间，严格禁止食用和饮用任何经过酵母发酵的东西。犹太人不仅要避免食用发酵食品（希伯来语中称为"chametz"），还必须在节庆期间将少量残余的发酵食品从家中清理掉。因此，细心的犹太人要对房子进行彻底的春季大扫除。

犹太人传统的春季大扫除需要搜查并清理或焚毁发酵食品。简单地将发酵食品理解为"尘埃"是不够的，房子里不应该留有任何发酵食品。厨房里所有的表面都要彻底清洁，冰箱和冰柜必须彻底解冻和清洗干净。如果不使用专门的逾越节餐具，那么在使用平日的餐具时也需要将它们放入沸水中煮过。门把手、电灯开关和室内装潢也都必须很好地清洁，沙发需要移走上面的靠垫，进行检查和吸尘。最后，当房子里的一切物品都为逾越节做好准备后，就该对地板进行彻底清洗了。在所有的清洁结束后，扫帚和垃圾桶也要清洗，真空吸尘器的集尘袋也得扔掉。

节日前夕，有一个传统是人们会点着烛火搜寻发酵食品的残留物（也被称为"bedikat chametz"）。在整个逾越节期间，犹太人只吃适合逾越节的食物，即不含发酵食品的食物。

波斯新年传统

在许多东方国家，新年恰逢春天，大部分新年传统都包括清洁工作。在伊朗（波斯），在诺鲁孜节家庭团聚和庆祝活动之前，会自上而下进行一场彻底的春季大扫除，称作"Khouneh Tekouni"，其字面意思是"摇晃房子"。每个人、每个家庭都会进行这种仪式，不管他们是住在简朴、家具很少的房间里，还是住在富丽堂皇、摆满了奢侈品的豪宅里。这种一年一次的清洁仪式不只是普通的吸尘、拖地和除尘。在许多伊朗人家里，春季大扫除在庆祝活动的前几周就开始了。当诺鲁孜节到来时，房子已经打扫得干干净净、整洁有序，孩子们穿着新衣服，他们的传统的诺鲁孜节餐桌上摆有七件标志性物品（Haft-Seed）。在古代，每件标志性物品都对应着七个不同的造物主和保护它们的七个神仙中的一位，七件标志性物品都以波斯文字"seen"开头。现在的琐罗亚斯德教教徒不再摆放这七件标志性物品，但是会举行播种七粒种子的仪式，以提醒人们这是七天创世节，而这些种子的成长则象征着复活和永生的到来。

春季大扫除的仪式是从女主人——打开家里所有的橱柜和抽屉开始的，她会把所有的东西取出，扔掉破旧的衣服，收起冬天的衣服，并把留下的好衣服整齐地放回去。然后她会清洗地毯、帷幔、窗帘、窗户、冰箱、炉子、橱柜和电器。当然，客厅和餐厅的墙面有时也会刷上一层新油漆，椅子也会换上新的布套。

这些过程有着象征性的意义，提醒我们要以春季的灵性净化心灵，放下积怨和痛苦，以新的态度和积极的人生观开始新的一年。有这种意识的家庭主妇会以喜悦的心情迎接诺鲁孜节的到来，呼吸着即将到来的新年的新鲜空气，面对充满挑战的任务，每一次呼吸都充分地享受当下。

波斯人在新年的前十天用盛宴和篝火进行庆祝。庆祝活动在一年的最后一个星期三达到高潮，称为"查哈山贝苏里"（Chaharshanbeh Suri）。周二晚上会点燃篝火，人们跳过火焰。当晚稍早时，裹着床单的儿童和大人会用勺子敲打锅碗瓢盆，穿过大街小巷来驱赶不吉利的星期三。（在瑞士的某些地方，也有类似的习俗，孩子们摇响牛铃以驱赶寒冬。）

中国和越南

农历最后一个月（腊月）的第八天，也称为腊八节，从这一天到农历新年之间，中国各地的家庭都要彻底打扫房子、清除旧物，为新年做准备。根据中国的民间信仰，在一年的最后一个月，鬼魂和神灵必须选择返回天堂还是留在人间。为了确保鬼神及时离去，人们必须彻底清洁自己和他们的住所，直到清洁完每一个抽屉和橱柜。随着除夕的临近，所有家务都必须井然有序，以确保新年有一个新的开始。清洁工作包括整理院子、擦洗房间的门窗和整理房子内部。上一年的旧装饰物品和剪纸被取下，人们贴上新的窗户装饰品、春联和代表吉祥的装饰物。

新年前的一周，被称为小年或小年夜，又称灶神节。灶神负责监督每个家庭的道德品质。春节最具特色的传统之一就是在小年将灶神的旧年画烧掉，让灶神的灵魂上天，报告过去一年中这个家庭的行为。然后，人们在炉子旁边贴上他的新年画，来迎接灶神归来。灶神将会在接下来的新的一年里继续监督和保护这个家庭。

越南的新年，也称春节，来源于中国的农历新年，时间常常在 1 月底或 2 月初。人们通常在除夕夜之前打扫和布置房间。孩子们负责扫地和擦地板，厨房需要在农历的腊月 23 日——"泰特节"的七天前打扫干净。每个家庭都会为厨房守护者翁涛（Ong Tao）举行告别仪式，恭送他前往天宫，他的任务是每年向玉皇大帝汇报一年中的家庭事务。通常，户主会清理祖先祭坛上的灰尘和香灰。人们普遍认为，打扫房子可以消除与旧年有关的一切厄运。有些人粉刷他们的房子，并用节日物品来重新装饰它们。

对于孩子们来说，这是一年中最令人兴奋的节日。父母为他们购买新的衣服和鞋子，并在新年的第一天给他们穿上。

每一年都由不同的神圣动物统治，除夕则是见证老生肖结束统治任期，将权力移交给新生肖的时刻。这也是厨神翁涛向玉皇大帝报告后返回的时候。每个家庭都举行露天仪式欢迎他再次回来。花蕾和花朵象征着新的开始，于是每个家庭都会摆满鲜花。

新年的第一天中午之前会举行一个特别的仪式。一家之主在仪式中供上美食和美酒，烧香邀请祖先们的灵魂来和家人一起庆祝。

日本

お掃除（Osoji）的字面意思是自由和干净。日本人会对房子进行年终大扫除。大扫除包括整个房子，尤其是那些不常打扫的地方。在寺庙和神社中也要进行扫除。有一个有趣的清洁仪式叫作"打灰"（susuharai）。在京都的东宫和西宫红安集，东方和西方寺庙，每年的 12 月 20 日都要举行一年一度的盛大活动。弟子们来自日本各地，身穿长袖衣服，戴着大面具，并用毛巾蒙住头部。一组人用细长的竹竿击打大厅里所有的榻榻米，另一组人则挥动两米宽的巨大日本扇子，将灰尘吹走。

印度

屠妖节（Deepavali）或排灯节（Diwali），俗称灯光节，是所有印度节日中最奢华和最有活力的节日，通常在 10 月底或 11 月。提前几天或几周就会开始节日庆祝和其他仪式，每个家庭都热衷于参加一系列与节日相关的活动，清洁家庭和办公室是首要任务。庆祝活动的前一周，房子被打扫干净、收拾清爽，客厅和庭院地板上装饰有兰戈里装饰物（色彩鲜艳的装饰品）。这些古老的符号代代相传，让古老的艺术形式和传统风俗得以保留。这些图案通常由彩色米粒、干面粉、彩沙甚至花瓣拼成，常常被布置成为印度教神灵的欢迎区，尤其是财富女神拉克什米，人们尤爱寻求她的祝福。

庆祝活动一般会持续五天，每一天都有所不同，比如购买新的餐具、燃放鞭炮、穿新衣服和参加仪式活动。

圣诞节

　　一位德国朋友告诉我，在为圣诞节做准备而打扫房子的日子里，他们一家人共同享受到了巨大的快乐。她母亲解释说，我们必须为新玩具腾出空间，这些玩具只能放在非常干净的房间里。对于她和她的兄弟姐妹们来说，没有什么比这更重要的任务了。他们一起打扫了从地窖到阁楼的每一个房间，在努力工作后他们一起分享饼干和热巧克力，他们为此感到非常的开心。

　　圣诞节在瑞典是非常传统的节日，许多瑞典人认为圣诞节的准备工作也应该和真正的节日一样快乐。这一点很重要，因为许多雄心勃勃的家庭主妇可能会因为筋疲力尽而无法好好享受真正的节日。一般来说，圣诞准备可分为几大类——装饰、礼物、食物和娱乐。而房间里每个隐藏的角落都要被彻底打扫，包括更换窗帘和帷幔。

　　在捷克，如果不进行全面而广泛的房屋大扫除，圣诞节将是不完整的。这种清洁通常需要一周的时间，清洁完才能开始圣诞节的其他准备工作。

　　在清教徒时期的苏格兰，从 17 世纪末到 20 世纪 50 年代，圣诞节实际上被禁止作为教皇或天主教的节日。苏格兰人庆祝新年时，家人和朋友们一起聚集在霍格马尼（Hogmanay）共度一年的最后一天。其传统习俗包括在 12 月 31 日午夜前彻底完成打扫，包括从火中取出灰烬。在午夜钟声敲响之前还清所有的债务，也是一种惯例。

　　在所有把清洁当作节日筹备工作的一部分的文化中，我们看

到了为新事物创造空间的用心。人们觉得只有这样，仁慈的灵魂
才能进入这个空间。这也让我想起了自己的一个梦想，那就是为
在我们工作的时候陪伴我们的、帮助我们的灵性存在创造一个空
间，这是很重要的。

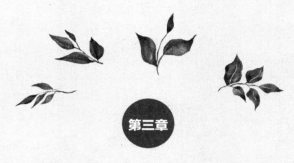

第三章

人类、家和帮助者

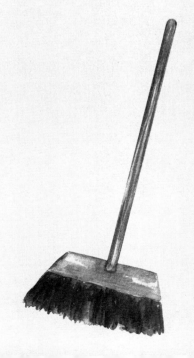

　　大自然是鲜活有生命的，我们应该尊重它。你可能会说对自然的尊重之心并不会为它带来什么改变，那至少可以怀有这样的心境吧。当你开始关注石头、植物、动物、人，甚至对周围的环境都持有意识，你将会发展并扩充自己的觉知，你的整个生命也会通过这些体验而变得充实丰盈，围绕着你的一切仿佛都有了呼吸，变得充满活力。若你还不明白这一点，就不要惊讶于你有时会感到不自在、迷失方向或充满空虚感。

　　想让自己的生命有意义吗？想一想，你和自然界所有的力量和令人愉悦的存在都有着联系，你可以与它们交流。在与众多不同存在的不间断交流中，你将品味真正的生命。你可能想知道如何才能实现这一目标，实际上只能通过尊重和爱，别无他法。如果尊重自然，热爱自然，它就会和你说话，然后你也会成为自然的一部分。

奥姆拉姆·米哈伊尔·艾万霍夫

（1900—1986）[1]

智慧、虔诚和对生活的信心

　　人类是创世的巅峰之作。在许多创世神话和传说中，人类都承担了保护地球与其他生物的使命。在《创世纪》中，照顾伊甸园的任务也被委托给了人类。

---

1. Aïvanhov, Omraam Mikhaël, *Daily Meditations.*

今天的我们似乎忘记了这一职责，我们没有去关心和照顾地球和地球上的所有生物，人们常常是为了自己的利益而利用地球上的一切资源。为了生存，为了食物和住所，我们需要大自然。但在某种程度上，我们做得太过分了，我们似乎失去了平衡。物种正在消亡，森林正在生病，我们听到越来越多的自然灾害，大片的土地变成了荒地，失去了它原有的肥沃，变得荒芜。今天，有越来越多的人意识到了这些危机，并试图提醒我们人类最初的职责。大自然需要人类，就像人类需要大自然一样，我们在接受和给予之间必须保持平衡。

几年前，我在歌德馆收集使用过的废纸，将它们装入大纸袋，压缩后交给回收公司。一次，当我把废纸倒进一个大袋子时，一本小册子滑落到地板上。我仔细一看，是一本英文的小册子，当时有一个细小的声音告诉我，带它回家吧，看看这本小册子里有没有对自己有用的东西。我翻看后，发现其中有一篇鲁道夫·施泰纳写的题为《日常生活中的人智学》的演讲稿，我取下这几页并把它们带回了家。此后，这篇文章我反复读了很多遍。我想里面至少应该有一些关于清洁的内容，然而并非如此。这篇文章的开头这样写道："如果我们真正掌握了灵性科学，它会带给我们面对生活的力量和信心。我们如何把灵性科学引入生活中，使它帮助我们进步呢？"我期待着文章里会有关于实践与练习的方法，但是并没有任何关于清洁的话题，只字未提。文章只涉及如何学会培养自己的品质，使我们能够为地球的发展做出贡献。文章的最后是下面这一段话：

　　　智慧、虔诚和对生活的信心，使我们的星辰身、以太身和物质身在地球上得以进化，人类增强了发展的力量。我们通过这种方式在地球上工作，并感受到自己并不是孤立地在这个世界上生活的，我们自身展现出来的力量对整个世界都有价值。每一粒尘埃都承载着宇宙的法则。同样，每个人都通过自己的所作所为，建立或破坏着这个世界。我们可以为世界的进步去付出，也可以对这个世界进行掠夺，我们的忽视会使世界分崩离析，人们因无法从中获得生活的信心而崩溃。这些疏忽的行为使我们的星球衰败，而我们在生活中获得的智慧、虔诚和对生活的信心，则可以帮助我们构建这个世界。因此，深入理解人智学可以帮助我们了解人类，并了解人智学能给我们带来什么益处。[1]

人类

许多宗教神秘的教义都这样描述：人类除了物质身体以外还有其他存在。鲁道夫·施泰纳描述了人的组成有四个部分。

首先，是我们的物质身。其最显著的特点是物质身体会经历死亡。它无法一直维持自己的存活，如果任其自生自灭，它就会开始腐坏、衰退、消亡，化为尘土，就像死后一样。

其次，维持物质身存活有一种无形的能量，也就是我们的生

1. Steiner, *Die Mission der neuen Geistesoffenbarung*, 1911 年 2 月 23 日的讲座。

命身或以太身。它不由物质构成，而是由生命的过程、时间的节奏和即时发生的过程组成。所有的生命都参与生长、开花、衰败和消亡的过程。

再次，我们不仅是由生命过程组成的，我们还有情感欲望、梦想和实现它们的热情。我们的健康受到思考、观念和完成任务的方式的影响，我们不可低估思考、情感和意志对自己幸福的影响。人类的情绪及其影响集中在有感觉的灵魂或躯体上，也称为星辰身。

最后，人类存在的第四个组成部分是个体性，"我"或是灵性自我。这是我们个体的独特身份，包含了我们所有的经历、命运，以及所学到的一切。自我可以通过与其他三个组成部分的合作与世界连接，或与世界保持距离。在灵性自我中，有取之不尽的生命之源。如果我们不断去问：作为一个个体，我希望如何面对生活，我的目标和理想是什么？那么我们就能够与这个生命之源保持连接。

我们有机会通过一些小任务和非常简单的练习来培养我们的最高目标。如果行为不是由习惯或外部环境决定的，而是由内在完全自由的自我决定的，就能发展出一种能力，使得积极正向的品质渗透到周围的环境之中。

家是一个有机体

在城市里建造房子之前，先在荒野中建造一间屋。

当你在黄昏时分回家时，

你心中的那个远行又孤独的灵魂，也会回来。

你的房子是你放大了的身体，

它在阳光下生长，在夜晚的寂静中入睡，

它不是没有梦想的。

你的房子不做梦吗？

它一定梦着离开城市去森林或是山顶！

　　　　　　　　　　　　　　　纪伯伦（1883－1931）

　　1993 年，我作为一名新手在歌德馆工作，有幸参加了曼弗雷德·施密特·布拉班特主持的年度会议，其主题为"家政作为一项职业的重要性"。在会议上，我听到了这样的说法：家，就像人类自身一样，是由物质身、生命身、心魂身（星辰身）和灵性自我组成的。这种说法对我来说是个全新的概念。

　　当然，通常首先引起我们注意的是家中有形的一面。这个物质身包括所有的设施和家具，花园、地下室、阁楼和车库都是物质身的一部分。地球的元素具有物理性，我们通过它的阻力，可以强烈地感受到它的存在。

　　如果我们有意识地应对这种阻力，将这种意识渗透到我们的行动中，并用和谐的姿态来做家务，我们就会进入一种有节奏的流动中，并开始体验家的以太（生命）空间。一个房子的生命之流，体现为居住的秩序、空间划分、节奏和习惯，这也是一个社区的形成方式。就像我们的身体进食、消化、排泄，或是像我们呼气和吸气一样，物质材料进入家中，被使用、消耗和流转。这一过程在家中的体现，通常不如在人的身体中起作用那样明显。我们常常往家里放进很多东西，但舍弃的太少。我们累积了太多的物质，常常会感到负担过重。

我们在房子的氛围中体验房子的心魂身或星辰身，居住在这里的人给它带来品质，人们的思考、情感和行为渗透其中。尤其是艺术活动，比如烹饪艺术或者创造秩序的艺术，和幽默同等重要。专注于小事、崇敬和感激能增强家庭的氛围。

我们如何感受到一栋房子的精神？可以通过家庭成员之间的关系以及文化在这个家里呈现的方式。房子里有艺术吗？一个家庭在社会领域里是如何生活的？他们互相尊重吗？会经常谈论理想和精神吗？餐前做祷告吗？是否能意识到守护天使会引领每个人度过一生？会意识到逝者仍与我们有连接吗？

每一个管理家庭的人，都会面临各种日常事务。对于那些愿意以开放的心态来拥抱生活的人来说，他们会发现更多新的可能性。我们可以通过关心和照料去影响不同的层面，所有物质都具有灵性的一面，我们不仅仅是在物质层面上清除污垢，也和自己的生命、精神力量以及我们的自我一起工作。清洁和照料我们的家本身并不是目的，在家中，我们同时为个体、社区和灵性世界的发展创造了一个共同的空间。

任何一个把家当作有机体的人，都会以不同的态度对待它。每一个鲜活的有机体，都是经由照料而茁壮成长的。如果只给植物浇水，它也会生长，但是如果用心栽培，它会成长得更为茁壮。从一个房间到另一个房间，从一间教室到另一间教室，我们可以从中看到存活、生长和茁壮成长之间的区别。这同样适用于我们对动物、儿童的照料，更重要的是，这也适用于我们与他人的关系。

工作多年后，我时常会感觉到自己与一栋建筑或一个房间有着紧密的关系，以至于我能感知到它的需求。通过感知和自我教育，我学会改造自己和周围的环境，以便采取下一步的行动。

无人居住的建筑或房屋，会以惊人的速度衰败，就像是没有生命的躯体。空房子比有人居住的房子衰败得更快。即使是不常驾驶的汽车，也会有生锈和出现各种故障的风险。常穿的衣服，甚至毛料衣服，比起长期收存起来的衣服，更不容易被虫蛀。

歌德馆的主礼堂有近 1000 个座位，我认为每天都应该有人来打扫，这显然很重要。一开始我安排人每天都去清扫那里的地板，即使只能够清扫几排也好。但后来出于经济上的考虑，清扫工作只在活动举行前后进行。不出几个星期，座位上的羊毛垫子就开始生蛀虫。而消灭蛀虫和之后重铺地板的成本远远高于定期打扫的成本。

我们要学会尊重自己的家、学校和工作场所，它们作为鲜活的有机体，值得我们全心全意地照料。我们的工作带有奉献的品质，这种品质可以改变氛围，也可以让房间变得更明亮。照料是一种有意识的行为，它不仅影响着当下，对未来也有很大的贡献。这才是真正的生态。

帮助其他存在

当我还是个孩子的时候，从来没有人给我讲睡前故事。我是在学会阅读之后才知道童话故事。作为一个大家庭的成员，我有叔叔、阿姨、侄女、侄子，我们经常会举行大型家庭聚会。每次烧烤结束后，大家会围着火堆坐在一起讲故事。这些故事都基于"真实"的经历，而且通常与超自然现象有关。那时我们还都是孩子，对于那些奇怪的鬼魂和妖精，还有那些关于预知未来的故事，永远也听不腻。

有一个故事给我留下了深刻的印象，是关于一个吝啬鬼的。据说，他的邻居总是比他的收成更好，他便和魔鬼做起了交易。一天晚上，他正忙着练习黑暗魔法时，他的房子起火了，他自己也燃烧了起来。他想穿过田野，奔向水库以自救，但这是徒劳的。从房子到水库，他所经之处寸草不生。

南非的大多数家庭都声称，其家庭成员中至少有一个人具有超感官感知能力。我的父亲是一名探水员，我们住在一个非常干旱的地区，因此他的工作很受欢迎。他曾告诉我们，他肩上坐着一只小猴子，会告诉他一些事情，比如孩子什么时候来，什么时候出生，是男孩还是女孩。但不幸的是，他也能预测到很多令人不太愉快的事情。

我们从住在农场的仆人那里也听到了许多精彩的故事。有的大巨人会来打扰你，你需要巧妙地保护好你饲养的动物。还有关于托科洛西的故事，他会抓住淘气的孩子，对城里的已婚妇女来说是个很讨厌的东西，因为他总试图爬上孩子们的床。

所以，当我还是个孩子的时候，就听说过这些不可思议的存在，他们中的许多人和蔼可亲，乐于助人，但也有一些人非常坏，非常吝啬。

　　所有的文化、宗教、习俗、神话和传说都提到了这些灵性的存在，包括那些帮助、保护和引导我们的光明的存在，以及危险、黑暗、邪恶的灵魂。

　　这些存在不仅出现在童话和传说中，也出现在《圣经》和歌德的《浮士德》、莎士比亚的《仲夏夜之梦》等文学作品中。

　　16世纪的炼金术士帕拉塞尔苏斯，也是一名内科医生，他详细描述了这些灵性存在和它们生活的世界。他写了侏儒、仙女、精灵，并提到水精灵（Undines）、风精灵（Sylvestres）、土精灵（Gnomi）、火精灵（Salamanders和Vulcani）。帕拉塞尔苏斯准确而客观地描述了这些灵性存在的家园，并且非常富有诗意。

　　人类渴望有一个世界，在这个世界里我们能够召唤无形的神奇的精灵来对抗邪恶。这种渴望不仅存在于童话故事中，还存在于商业广告、书籍和电影中，如《指环王》《哈利·波特》或《阿凡达》。人类渴望在自然中和自然的灵性存在交流，虽然很多人并不能直接体验到它们，但我们必须有意识地学会与自然建立一种新的关系，并对新的、未知的事物保持开放的态度。我们还要学会对自己的行为负责，对我们的思考、感受和所做的一切承担后果。比较起来，通过电影画面来幻想拥有这些技能，比有意识地努力生活，将生活掌握在自己手中要容易得多。

感知自然存在

　　许多书里都讲述了人与天使或其他自然的灵性存在相遇的故事，还有一些课程教你如何与自然或天使交流。这听起来很奇怪，感觉不太寻常，甚至令人害怕。这是因为这些描述远离了我们的日常生活和经历，听起来像科幻小说。但我们能否在不迷信也不虚构的情况下，来认识这些看不见的存在和帮助者呢？元素存在比色彩鲜艳的花园地精还多吗？

在《神智学》中，鲁道夫·施泰纳对元素存在的提法表明了态度："所谓的迷信，不在于相信这些元素存在是真实的，而在于相信这些存在是可以感知的。"[1]

来看看我们所熟悉的经历，会更有帮助。我们都知道被人观察的感觉，有时甚至能感觉到被人注视的目光来自哪个方向。当我们很快地转身，这种感觉通常会得到确认。

另一个例子是当我们进入酒店房间或度假屋时，有时我们会有强烈的不适感，或是感到不安。如果我们花一些时间来感受我们的不适，分析我们的这种感受来自哪里，我们就会慢慢地接近未知领域，并有可能发现我们周围的元素存在。

我们训练得越多，就越能感知到人类和自然环境的关系。我们并不会经常经历新事物，但是可以学习以新的方式去理解所经历过的事情。尝试用新的视角感知事物，一切都会变得新鲜。

交流

许多人可能很难接受一个人可以和植物有类似的体验，或是听到一个房间在寻求帮助。与空间交流是我工作的一部分，对我来说，这种交流至关重要。照料一个房间一段时间后，人们开始

---

1. Steiner, *Theosophy*, p.158.

与这个房间建立关系。如果这种关系足够牢固，就可以与之进行交流。我不是一个灵视者，但是我确信房间可以向我表达它的需求，即使对其他人来说这听起来有些奇怪。

歌德馆里的洗手液非常受欢迎，来访的人时常想买一些回去。要从储藏室里取出洗手液，必须经过总共有 14 个隔间的女士洗手间。有一次，我和一位访客一起进来，立刻发现有什么不对劲，我走到一扇门前，打开门，发现里面脏兮兮的，马桶没有冲水。我立刻冲水打扫，做了应该做的事情。对我来说这一切都很自然，然而，那位女士却问我："你怎么知道这里有什么不对劲？所有的门都关着，你怎么知道就是那个隔间呢？"我无法讲出它的道理。但对我来说，这仅仅是一个与每天陪伴我工作的灵性存在沟通的小例子。

最近我有一个全新的体验。对于我的未来，我需要做出一个非常艰难的决定。我很不确定，甚至有些担心，不知道能和谁谈谈这些。我在森林里散步，发现远处有一个看起来像小矮人的东西：小脑袋，肚子又大又圆。当我走近时，发现那只是两朵雏菊，一朵比另一朵大一点。我坐在花丛旁的草地上，不假思索地说："亲爱的小雏菊，我好担心，我可以和谁谈谈呢？"令我惊讶的是，我立刻得到了一个非常清晰的回答，从内心深处升起答案：和 X 先生谈谈这件事吧。我完全傻眼了，因为我从来没有想到过这位特别的男士，但同时我感到非常欣慰和感激。两天后我和他约好了时间见面，仅仅 10 分钟他就了解了我的情况，我立即得到承诺，他对我所提议的项目给予一切可能的支持。

当谈到这样的经历时，花儿是否真的给了我答案并不重要，我也不想说服任何人。重要的是这次经历对我个人来说意味着什么，它增强了我对这些可以帮助到我的元素存在的信心。

童话故事中经常描述类似的情况。在最绝望或最危险的时刻，一个小小的精灵就会出现，回应着呼救的人类。如果这个人愿意听从建议或转而帮助他人，他们通常会得到丰厚的回报。

很重要的是，我们需要回想自己的经历和感知，我们要关注那些最小的变化，并找出导致这些变化发生的原因。当我们做家务的时候，有时会发生这样的情况：突然之间，一切都似乎变得更容易了，速度更快了，我们也不那么累了，甚至开始哼起歌来，我们感受到了快乐，孩子也可能主动提供帮助。我经常注意到这一点，当我全身心地投入当下的任务时，就会有人出乎意料地前来提供帮助，就好像他们也想分享这份快乐。

我继续分享一位朋友擦窗户的经历。一年多来，每周三早上我都会照顾她的两个孩子。在一个特别美丽的春天的早晨，在我们回家的路上，孩子们充满敬畏和钦佩地注视着每一朵小花和每只蜗牛。非常幸运的是，我们并不着急，慢慢地走着，在这条路上，孩子们对所有大大小小的事物都感到非常开心。距离不到 500 米，孩子们却花了半个多小时才走完。到家时，他们的妈妈满面笑容地开门说："我想你们一定玩得很开心，所以我决定等你们的时候，去擦厨房的窗户。然后我又继续打扫了客厅、餐厅，现在你们看看，我把所有的窗户都擦干净了。"

窗户被擦得干干净净、闪闪发光。作为一名专业人士，我不得不提出疑问，仅仅只有半个多小时的时间，她是如何在这么短的时间内把这些窗户擦得这么干净明亮呢？

在童话故事中，我们经常读到有关自然精灵的故事，有时人们想要实现愿望，他们总会出来提供帮助。例如，一位王子发现了一位美丽的女孩，最后这位女孩成为他虔诚善良的妻子。或是一位公主被一位年轻男子拯救，这位年轻人通常是三兄弟中最小的一个，勇敢、简单、真诚。对自然和它的灵性存在，我们可以持更开放的态度。

四种经典元素

土、水、风、火这四种元素是地球上所有生命的基础，这一说法可以追溯到公元前 5 世纪希腊的恩培多克勒斯。

我们每天都接触这些元素，它们在我们的生活中扮演着重要的角色，甚至在清洁、整理、洗头、让房间通风、点蜡烛或做饭等日常生活中也是如此。在观察燃烧的蜡烛时，我们同时体验到四种元素：固态的蜡烛和烛芯、液态的蜡、火焰运动中的风以及火焰本身的光和热。这些元素为我们服务，我们可以学着更有意识地运用它们。

小孩子与这些元素有着天然的联系：他们热爱水，并可以立即体验水带给他们的快乐；他们在秋千上开心地体验在空中飞翔，风吹过他们的头发；他们可以连续几个小时在沙坑里与土一起玩富有想象力的游戏；他们喜欢火，每个孩子都喜欢点燃蜡烛，看着它再次熄灭时袅袅升起的烟雾。

　　孩子们在与各种元素打交道时，在大人们看来，可能是贪婪又浪费的。孩子的行为就是当下的体验，他们并不担心建造一个漂亮的水坑需要多少水。这与滥用或浪费无关，而是一种快乐的体验，更让人联想到相互给予和接受。因为孩子们更接近自然元素，所以这些元素也更贴近孩子们。

　　作为成年人的我们，如果能够重新发现我们小时候对这些元素的亲密体验，那将会是多么美妙。元素无处不在，在我们周围，也在我们体内。它们使生命成为可能，但也能在自然灾害中毁灭生命。

　　我小时候生活的地方经常会长时间干旱，有时天气很干燥，甚至连小鸡都渴死了。从小我们就学会了节约用水，每个孩子都用一小杯水来刷牙，只在每个星期天拥有一次豪华的双人泡澡时光。在一周里，我们的日常洗涤只有一小盆水。

　　小时候我经历过一个奇特的现象，那是一场暴风雨，起初电闪雷鸣，但却一滴雨也没有。空气里充满了电荷，我们的头发朝着各个方向竖了起来，这时必须非常小心，不能碰到任何金属装置，以免遭受雷击。后来当雨水落下、空气中充满湿漉漉的气息时，这是多么幸福的时刻啊！动物们也发了疯：狗跑过田野，母牛像牧场上的小牛一样四处跳跃。当第一滴雨落下时，全家人都站在户外，把父亲围在中间，将帽子放在胸前，感谢上天赐予雨水滋润万物。

　　暴风雨有时来得非常猛烈，树木被闪电劈裂，田野也被点燃，房顶被吹走，小溪变成汹涌的洪流。这时我们可以充分地体验到元素的力量。来到欧洲后，我常常需要等上几个月才能遇到一场真正的雷雨，到目前为止，我也只有一次体会过在高山上遇到雷暴时像非洲那样强烈的元素威力。

我们对元素了解多少？

土元素供养着我们，并赋予万物形状，它是万物存在的基础。在很早以前，人们与周围环境直接联系在一起，人们的骨头就埋在土元素里；水使我们精神焕发，并在我们的身体中流淌；风带来生命的气息，围绕着我们；温暖（火）让我们保持活力，变得活跃，并培养我们的意志力。

从北极到沙漠，再到赤道雨林，就像地球上居住着特征各异的民族一样，同时也存在着特征不同的元素，这和所处的环境有关。

亚里士多德和他的学生亚历山大大帝谈到了空间中的四个特点。根据他的说法，东方干燥，西方潮湿，北方寒冷，南方温暖。土元素存在于干燥和寒冷之中，坚固的大地使我们能够直立行走，使我们成为直立的人。水元素存在于潮湿和寒冷之中，能够在身体的循环和液体流动中体验到。风元素存在于潮湿和温暖之中，我们可以在呼吸和说话中感受到。在温暖和干燥之中活跃着火元素，爱和意志以及人类活动都可以通过温暖的火来体验。

这四种元素无论是单独存在还是组合存在，我们在所有的活动中都能体验得到。因为元素和元素天使，人类才能以物质的形态存在。元素天使是更为强大、崇高的存在，而世间充满着无数鲜活的元素存在。我们从未脱离元素世界，只是通常没有充分地意识到这一点。

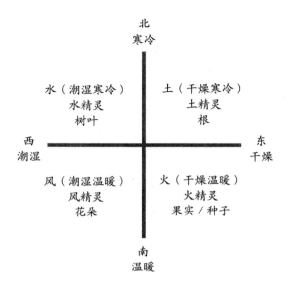

四种经典元素及其相关的精神特质与植物部位的关系

当关心一个空间或一个物体时，我们就处在元素和灵性世界的边缘。意识到这一点可以滋养和丰富我们的内在生命。应由我们来邀请元素参与我们的工作，感谢它们的帮助并祝福它们。通过清洁活动，我常常觉得我可以创造一个让我的思维、情感和意志以一种健康、建设性的方式发展的空间。

整理和清洁

每当进入房间，我都会感知房间的状态，并分析看到的情况。有污垢还是干净整洁的？杂乱还是有序的？这是土元素的领域，土精灵会帮助我进行这种分析和感知。

如果房间很脏，我就会想象出一个整洁有序的房间的画面。

然后，我会选择合适的工具，并决定自己从哪里开始清洁。想象的能力与创造性的连接是水的特性，是水精灵带来的帮助。

也许，典型的纯净或理想化的有序的画面唤醒了我们对美的渴望，这是风和风精灵参与的过程。

当我们面对一团乱麻，促使我们采取行动，激发我们行动的意志，这是火精灵参与的过程。

现在可以开始工作了，我决定创建秩序。决定，是来自我内在深处的一种活动，是火精灵在动员我们的意志。遵循这一意图的所有行为都显化为温暖。

接下来是真正的工作：擦、扫、清除污垢，所有这些活动都与土元素有关，土精灵们会给予帮助。房间被打扫干净并通风，用有节奏和协调性的动作擦拭地板，微粒溶解在水中，水蒸发，房间里弥漫着芳香的清洁气味——这是水和风的活动，是水精灵和风精灵参与的过程。

通过清洁，我们与四种元素一起工作，从而改变环境。

在土元素中，我们清洁、维护和转化，脏乱的浴室变成了艺术品，混乱不堪变得有秩序。

我们用水来清洗，来解放。美国福音歌曲中这样唱道："洗净并清除我的罪恶。"每当我对考试感到焦虑或在情感方面有了烦恼时，我母亲常常说："去洗头发吧，把那些烦恼统统洗掉。"

风也会清洁。当我们进入一个明显能感受到很大压力的房间时，打开窗户可以让空气流通。在一些特别的情况下，我们还可以在打扫完房间后点上一支香。

火元素会带来转化。在一些文化活动中，火仪式具有净化、清洁和疗愈的作用。如果我们想把自己从过去不愉快的记忆中释放出来，我们常常会烧掉与之相关的所有东西，甚至可以烧掉写在纸上的祈祷文，通过这种方式来加强祈祷的效果。

恐惧、不安和自我怀疑的感受会带来冷漠，使意志麻痹。感恩是一种力量，它总能帮助我们找到回归温暖的途径。发自内心的感恩会唤醒我们内心爱的力量。对灵性世界的感激会温暖我们，唤醒我们的意志力。热情和爱引导我们行动起来。正如纪伯伦所说：劳动让爱变得可见。

元素的性质

土

大地坚实、密度高、不可移动，它坚硬、沉重、耐久，是我们站立的基础。它有坚固的形状，可以填满它需要的空间。它给予我们阻力并支撑着我们。

每个物体都有它自己的空间，并且是独立的，易于掌握。这提供了稳定性和安全性。既定法则是不可改变的，比如我把一块石头扔到空中，它还会掉下来。大地会吸收并进行转化；土壤对根系起作用来培育和保持植物的存活；大地中含有宝藏——金属、宝石、石油和煤炭；人们还借助黏土或泥面膜和泥巴浴来进行疗愈。

我小时候居住的村里曾有个小弟弟高烧不退，我祖母挖了一个浅坑，用泥浆覆盖住孩子，只留下他的鼻子和嘴，并让他多喝水。祖母一直陪在他身边，直到一天后医生到来时，才知道原来这个孩子得了脑膜炎，多亏了祖母的照顾，孩子才幸免于难。

有时固态的元素可能会占主导，它会带来隔阂和限制，生活秩序也会被限制在一个不够灵活的状态中。当家庭追求完美的秩序和完全无菌的环境时，则会表现出一种强迫性的秩序。人们可能会变得贪婪、占有欲很强，甚至会发展到囤积强迫症（有时称为凌乱综合征）。这类人有时表现得僵硬而沉重，他们几乎不能调动自己的意志来整顿自己所处的环境。在所多玛（Sodom）和蛾摩拉（Gomorrah）的故事中，罗得（Lot）的妻子变成了一根盐柱，象征着一个人执着于过去而无法放手。

如果土元素在体质中占主导地位，可能会导致硬化症、沉积和形成结石等身体疾病。在灵魂和精神的层面，土元素会使人沉重、沉闷、孤独甚至忧郁。

水

水很容易运动，它会形成像非常活跃而敏感的皮肤一样的终极的极限曲面（表面张力）。水以不断变化的方式运动着，流动、流淌和蒸发，可以化作雨落下，形成小溪、河流、湖泊或海洋，也可以形成一个巨大的瀑布，薄雾升起，然后又变成云。当它以喃喃之语、汩汩声、急促声或咆哮声等不同的音调和声音来表达时，反映出与我们的情绪变化有着某种相似性。

水可以净化和反射、吸收和疗愈。疗愈之泉，像新约中所说的贝塞斯达，还有温泉和矿泉浴，在很多地方都可以找到。在水边，我们经常感觉到舒缓、放松，甚至像做梦一样，它还会激发人们的想象力。也许所有的水都刺激了航海者的梦想。

虽然水经常是隐藏着的，但通过其附近的生命我们就可以将它识别出来。植物在生长，动物来饮水，人们在周围安居下来。在纳米布沙漠，我发现了这样一个小小的奇迹：在红色沙丘之中竟然有一个翠绿的人类居住地。

然而，水也可以表现出强烈相反的特征。它使生命诞生，在灾难中也可以毁灭生命。它蒸发上升到空气中，然后又化作雨水再次下降，渗透到大地深处。虽然水本身很重，但我们自己在水中时却变得很轻。虽然水以各种形态存在，但它也可以塑形。水在河床上定义了自己的路径，随着时间的推移，它可以打磨最坚硬的石头。

河流蜿蜒流过地表，连接着不同的国家，沿河形成了人类的定居点和城镇。同一条河流，却能给沿河各地带来不同的生命。从最小的细菌到最大的植物和动物，大量生命在一个地方留下来生活，而水继续向前流动。这种持续的流动也存在于我们身体的动脉和静脉中。在植物中也是如此，从根通过茎到叶和花，进行水循环。

水具有连接和统合的倾向，不像土元素倾向于组成粒子，水分布得非常广泛，地球表面的几乎 3/4 都是水。

所有的生命都依赖于水，它本身就是生命元素，通常被称为生命之源。

在压力过大的时候，人们经常会使用与水有关的表达方式，比如"我沉溺了"或者"我深陷其中"，甚至"我感觉自己要流血至死"。在人体内，如果水起着主导的作用，则可能带来水肿

（浮肿）或血液稀释（血小板减少症）的症状。

风

　　风看不见也摸不着。在风运动的过程中，我们才能体验到它，并感受到它的阻力。从轻风、微风到飓风，风运动的速度有所不同。风（气）没有具体的形状和形态，它自身总是在不断膨胀，不断向外扩张。它可以被压缩（甚至达到液态的程度）。不同的气体可以混合在一起，而不会饱和。

　　尽管云、鸟、蝴蝶和花粉都可以在风中运动，但风并不能固定住它们。风渗透到万物之中，所有的生物都呼吸到它，它甚至可以使火焰保持燃烧的活力。虽然风没有具体的形状，但我们可以通过其他的运动形式对风有所了解，如沙尘暴、水龙卷、龙卷风和飓风。一些风的表现形式经常被当作某种灵性存在：欧洲的西北风或西洛克风、热带的信风或者非洲开普省的苏多斯特风。

　　人类通过呼吸和言语，可以将风塑形，就像我们说话的时候它传递着声音。风产生不同的声音，可以营造完全不同的氛围。有时它轻轻地、温柔地喃喃细语，有时它好像在怒吼与嚎叫。风影响着声音的品质。

　　有一次，我们在一所很大的学校做清洁工作坊，所有的参与者都要一起打扫礼堂。礼堂很脏，已经很久没有被打扫过。在清洁的过程中，我们整理出好几袋垃圾，每个角落都被打扫干净，地板也被擦干净并打了蜡。因为礼堂被合唱团租用，用于进行每周一次的排练，所以我们的工作必须尽快完成。我们很快就打扫出一个干净的大厅。当合唱团开始唱歌时，他们的指挥过来问我："你们对大厅做了什么？今天声音听起来完全不一样了。"

我们从出生的第一次呼吸，到结束生命前的最后一次呼吸，空气维持着我们的生命，同时帮助昏迷的人苏醒过来。在人们感到疲惫或生病时，他们身边的人通常会建议他们"换换新鲜的空气"。许多国家在空气纯净的山区或海边开设气候水疗。清新的空气会为人们带来健康，相反，在一个闷热封闭的房间里，我们会感到紧张并且注意力无法集中。

人体对于空气的变化非常敏感。高原环境会使人呼吸急促并产生各种身体反应，不好的空气还会引发人的焦虑情绪，同时影响人们的心智。想要去别的地方的强烈渴望也是我们的灵魂中风元素的一种表达，一个人可以变得多变，"随风而动"，有时还可能不顾风险冲动行事，这都是风元素所带来的。

火

火是第四种元素，无论是在外部环境中还是在身体内部，都会令我们体验到温暖。温暖遍及风、水和土，热量不断向外辐射，向着外围、向着高处努力扩散。在这个过程中，它会影响它所遇到的所有物质，使它们变得温暖。在这些热量扩散的过程里都有火元素的存在。

火并不是自然的一部分，它与人类世界紧密相关。动物遇到火时会逃跑，它们感觉到火如同一道来自天堂的闪电，是超越自然的力量，它们对火既崇敬又害怕。

希腊神话讲述了普罗米修斯如何违背众神之父的意愿，将火带到人间。起初，众神通过火彰显自己，就像摩西在燃烧的灌木丛中认出上帝一样，灌木丛燃烧着，他却没有被烧毁。人类借助火的力量举行仪式来寻求神明的旨意，烧掉祭品，把它作为赎罪之物向神明献上，并祈求更高权力的支持。火被认为是一种神圣的礼物，使拥有它的人得到力量。但这股力量可以是好的，也可以是坏的。在童话故事中，这种力量有正面的形象，如铁匠、烧炭人、矮人，有时也会是女巫；但也有负面的形象，如魔鬼和恶毒的喷火龙。

在我们的身体里，发烧的时候可以看到火元素在工作，身体想要转化外来元素的进入。小孩子的体温略高于老年人，也是因为他们的身体处于不断的转变之中。

当春天第一缕温暖的阳光照耀，我们就会脱掉外套，迎向温暖，敞开自己。在夏天，我们比冬天更热情。我们本能地想要与在温暖中所体验到的精神世界联系起来。在温暖的氛围中人们可以体验到人类的精神核心，即自我。

植物的种子也需要温暖的火元素才能发芽并茁壮成长，当然，水元素也会参与其中，但温暖的阳光使果实成熟。

外部温暖与内部温暖密切相关。那些由内散发出快乐的人总会让人感到舒服，因为我们感受到了他们的温暖，而听天由命、冷漠和无动于衷则会造成冷淡和距离感。

温暖会充满整个房间。当我们搬进一个新的生活空间时，通常我们会邀请朋友和家人一起举办"乔迁之喜"的派对。人们分享快乐并送上美好的祝愿，房子里充满了爱的温暖。

过度的温暖会带来火元素的另一面，常常表现为愤怒、暴躁和暴力。如果这种过度的情绪转向内在，通常不会带来温暖的精神，而会导致酗酒。在醉酒状态下，人们感觉不到寒冷，经常有醉酒的人冻死在路边。

元素存在

在人类历史的各个时代，在不同的文化之中，我们都能发现对各种自然元素和其精神力量的描述，这些精神力量被赋予了许多不同的名字。风精灵常常被称为精灵、仙女、萨摩迪斯、天鹅姑娘等，还有很多其他的名字。在水精灵中，我们可以分为水妖、塞壬、美人鱼、精灵、水仙子等。土精灵通常以矮人、侏儒、小精灵、狗头人、小棕仙、巨魔和小妖精的形式出现。

我们可以在不同的书中读到这些生灵的存在。但我是在多年前照管一位画家的房子时，第一次接触到"元素"这个词语。这位画家需要离开家两个月，我和她商量好在她出门期间我应担负的责任。我提出建议，在她离开之后我要好好为房子做一下清洁，在她回来的前一天，我也要来打扫房间、给房子通风、摆放好鲜花。这样，她回到家时，一切都会清新美丽。但她的回答令我感到非常惊讶："请你每周在固定的时间并以固定的节奏来做清洁。如果不这么做，当我回家时，我家的元素精灵会十分混乱。"

当她的家里有很多访客时，她会要求我除了每周一次固定的打扫外，再额外增加清洁次数，否则她就无法安心绘画。我的工作可以让这些元素精灵更加有序，也能使她更加安心和平静。她激起了我的好奇心，我开始想要研究这个令人着迷的主题。

　　我认识到四种元素精灵是互相依存的关系，它们存在于人类的生活和行为中，有时也代表着外部世界和我们内在自我之间的关系。越发展我们的感知就越能意识到这之间的关系，同时我们的责任感也变得更强。举一个简单的例子，如果我感觉到某些物品不在其位，我是置之不理地从它们身边经过，还是借助我的感知与它们之间形成连接？觉知引导我正确的行为，这可以是一种鼓励向善的行为，也是承担责任的一种需要。

　　四种元素精灵不以物质形式存在，它们在无形之中作用于可见的地方，具有土、水、风和火的特质。在有形与无形的世界之间，它们总是在创造一种关系，将精神上的无形世界和物质中的有形世界联系起来。它们（尤其是土精灵）固化了一切，使人类能够感知到物质，并能够体验它们。

　　早期我曾梦想过那些起帮助和阻碍作用的灵性存在，鲁道夫·施泰纳的《生活方式的业力》一书，是一个重要的证实。在这本书里，他谈到四种元素存在是如何形成的。

　　　"人类应该拓宽视野，也就是说，我们应该知道，所有一切事物都不只是由一个以最模糊的方式构想出来的单一而神圣的灵性存在所主宰，但这种灵性存在会以一种具体的特殊的感觉无处不在。当一名工匠拿着钳子工作，火花四处飞溅，那是元素精灵正在被创造出来的过程，它们被传送到这个世界并具有非常重要的意义。一些自作聪明的人会认为这是愚蠢的说法。然而，即使用钳子工作的人没有意识到它们，这些元

素精灵仍然存在。它们仍然被创造出来。由于这些元素精灵可能会对世界的发展带来毁灭或益处，重要的是要让它们以正确的方式出现。"[1]

这是我第一次意识到在自己工作时，我承担着巨大的责任。通过我们的行为，物质被转化，环境受到影响。我们的行为方式和意识，决定了我们创造的元素精灵的品质，以及它们对周围环境的影响。

当对这些元素精灵有了更多的了解，我意识到自我观察和自我教育是多么的重要。即使我们还没有完全了解这个领域，没有察觉它们的存在，但这些元素精灵仍然存在着。一旦我们意识到这些，我们就可以采取不一样的行为方式。

童话故事

在很多童话故事中，我们都听说过屋子里有元素精灵，它们住在楼梯下或是家门口。晚上，人们会在那里放上一碗粥或牛奶，感谢它们为这个屋子所做的努力。这其实就是在屋子的内部环境和外部自然之间、有意识和无意识之间创造一种连接。元素精灵作为灵性世界派来的使者，也是门槛的小守护神，它们有时会让无形的东西进入有形的空间。

在童话故事中，我们还了解到，在困境下，积极的态度往往会召唤积极、乐于助人的精灵，而自私或受害者心态往往会召唤不太乐于助人的精灵（比如格林童话中的侏儒怪）。在《白

---

1. Steiner, *The Karma of Vocation*, 1916 年 11 月 12 日的讲座。

雪公主》的故事中，我们看到小矮人喜欢和白雪公主一起工作，他们请求白雪公主照顾他们的家，小矮人渴望得到人类的照顾和关注。

童话故事里的画面，展示了许多无法用语言表达出来的内容。就像童话故事中的英雄角色，让我们可以学习跟随自己内心的冲动，而听从路边地精建议的小男孩，可以找到通往皇宫的道路。通常在这样的建议中，都有一个隐含的警示，这需要我们全神贯注地去聆听这个故事。

报春花的故事讲述了一位牧羊人在一块岩石边发现了一朵美丽的大报春花，他把这朵花摘下戴在帽子上，这朵花立刻变成了一把金钥匙。一位仙女站在他面前告诉他，他可以把钥匙放在一块石头上，这将为他开启世界上所有的宝藏。牧羊人照着仙女的忠告做了，当第一个洞穴打开时，他可以带走任何自己想要的东西。他收集了很多的宝藏，但是却忘记了仙女的警告，忘记了最重要的事情。由于他的贪婪，他留下了开启洞穴的钥匙，而并未把它放回石头上。故事的结尾是这样描述的："从那天起，报春花不再打开世间的任何宝藏，向人们透露秘密的仙女也不再出现。"

农夫和他的地精的民间故事也是一个有趣的例子。

一位农民对他的地精感到非常厌倦，因为它们总是制造各种各样的恶作剧，但是无论这位农民怎么努力都无法摆脱它们。最后，他想了一个主意，先点燃地精居住的谷仓，再用火将地精烧死。

于是他把所有的稻草都运出谷仓。在运最后一批稻草出来以后，他把地精锁在里面，放火烧了谷仓。当大火肆虐的时候，农夫远远地看着，却看到地精坐在运稻草的车顶上说："我们早该离开那里了。"最后农夫不得不回去，恳请地精留下来和他一起生活。[1]

元素存在与环境

有的人把事情看得过于悲观。比如说，他们认为城市中已经没有元素存在，污染的河流和只有单一植被的森林里也不再有元素存在。但事实是我们看到、听到、触摸到或闻到的一切，都充满了元素存在，甚至连我们的思维都是一种鲜活的存在。当然，在很多地方，我们看到自然变得不再健康和有活力。与其等待大自然自行恢复，不如我们去做出一些贡献和改变，帮助大自然恢复活力。只要树木还是绿的，植物生命就依然存在，我们就可以帮助它们去恢复。有时，我们在城市里发现一个小花园，或是一个小花箱，看起来生气勃勃，甚至比森林还要充满活力，那是因为人们因爱和奉献之心对它们的呵护所致。

也有人说，元素存在正在远离人类。然而，如果没有元素存在创造性的服务，一切都将消亡。即使在最严重的灾难发生后，大自然也会以惊人的速度恢复，特别是在有些地方，许多人无私地自愿减轻灾难。大自然不会停下自己的脚步，一旦房屋或院子无人居住，杂草就会接管，很快我们就看不到有迹象表明这里曾经生长过蔬菜或是有过花坛。

---

1. Grimm, *Deutsche Sagen*.

我不赞成以一种漠不关心的态度来对待自然。遭遇灾难总是很痛苦的，无论是水面浮油、濒临灭绝的森林、丛林大火、洪水、火山爆发还是地震。面对这些自然灾难，我们需要采取积极正向的想法和行动，才能帮助我们避免灾难再次发生。我们应该意识到作为人类，我们是如何影响着元素存在所在的世界的。

培养我们的警觉性

如果我们感觉不到元素存在，就有可能完全不相信它们的存在。但是，我们可以保持开放的求知欲，为更多的答案创造空间，并开始培养对它们的觉知。这需要我们的内在努力地工作，基于更深刻的体验和理解，而不仅仅是通过知道某些信息来获取对它们的认识。

有时，我们与他人对话，特别是通过孩子的童言稚语，会体验到很多富有洞见的时刻。女儿4岁的时候，我们在菜园里种了一些瑞士甜菜苗。但有一天早上这些甜菜苗消失得无影无踪，很可能是鼻涕虫在午夜大吃了一顿。我又买了些新的苗株回来，还买了一些防治鼻涕虫的药丸。在种下这些苗株后，我伸手去拿防治鼻涕虫的药丸。我的女儿想知道我在做什么，我向她说明之后，她竭尽全力大声喊道："妈妈，你不能在这些苗株附近放毒药，许多小矮人住在那里，他们喜欢鼻涕虫。"于是，防治鼻涕虫的药丸就被我继续留在包装袋中了。

对这些时刻更有意识地去感知，有助于提高和发展我们的注意力，帮助我们更多地意识到这些元素存在。

　　很多母亲都有过这样的经历，开很长时间车到度假地后，打开行李箱之前必须先把房间里的所有物品都清理干净。这常常会惹恼丈夫和孩子，但是妈妈们知道，如果她们没有做这些工作，这个空间会一直很陌生，房间里会有一种很不友好的氛围。通过清洁、改造房间，元素存在得以被安抚。我朋友的家人会在旅行中随身带着长笛或小提琴，音乐会在每个房间里响起，这样他们会感觉到像在家一般自在。

　　在我的旅行经历中，有时我打开酒店房门立刻就知道我不能待在那里。很多人常常不能理解，但我知道房间里有令人不愉快的东西。有时我们被邀请去吃晚餐，我也会有类似的感觉，主人以灿烂的微笑和热烈的欢迎词欢迎我们，然而气氛却是如此的沉重，以至于你能感知到他们几分钟前一定有过一场激烈的争吵。

　　我总是努力发展出一种觉知能力，这让我对周围的一切十分敏感。有时人们会让我看一个房间，因为他们感到有不好的东西存在，但我却找不到任何东西，他们会很惊讶。那是因为我和那个地方的关系和他们不一样。无论他们经历的是什么，对我来说却既没有威胁，也没有不友好。

　　另一方面，我也注意到有的人可以在房间里创造一种非常好的氛围。在这些人的家庭里，我感受到了非常多的温暖和爱。有时在办公室里也可以体验到类似的感受。在大型的办公楼里，有些办公室非常温暖明亮，以至于你可以觉察到那里的特殊气质，几乎可以感受到在那里工作的人的理想和奋斗的精神。

　　在一个临终病人休养所，我们不仅会在病人去世后打扫房间，还会用湿布擦拭墙壁和清洗窗帘。这样做并不是因为脏，而是为了在接收新病人前，让与前一个病人相关的空间获得自由。人们不需要灵视之眼就能感觉到在一个房间里发生的一切。

越是练习注意这些细微之处，就越能想起小时候出于本能知道的一些东西。但这些经历在某一刻似乎都已忘却了。这个世界是多么令人敬畏，生命中的每一刻都是那么珍贵。回顾过去，我们突然明白为什么我们对一个人感到舒服，对另一个人却感到不舒服。也许只是一种感受或一种香味触发了我们的记忆，突然我们清楚地知道，为什么我们更喜欢待在祖母家，因为那里有烤面包的味道，我们可以依偎在她的膝盖上呼吸到薰衣草的香味。也许另一位奶奶的衣服总是散发出樟脑球的味道，一切都是如此干净、整洁、有序，以至于感觉那里更像一所医院而不是一个家，房间里空荡荡的，感觉很冷，因为房间都是消毒处理过的，并被打扫得干干净净。

通过练习能够唤起遗忘的记忆，隐藏在我们内心深处的感知开始慢慢浮出水面。重要的是，不要将这些初步的温和的感知视为普遍的真理，尤其是不要这样宣称它们。第一次观察不能揭示整个情况，也可能导致判断错误。我们需要时间、耐心和努力，直到我们的觉察与其他人的觉察融合成一个真理、一个整体。

越是意识到自己的感知，越是思考它们，就越能唤醒这些已经沉睡的能力。在与大自然的无声交流中，我们增强自己的感知；我们寻找自己内心深处和元素存在之间无形的神秘联系。这便是虔诚的开始。

不同的元素存在与我们的关系

有很多书描述了这些自然元素的存在，包括如何面对它们、如何保护好它们免遭毁灭。鲁道夫·施泰纳在150多场不同的讲座中都谈到了元素存在。依据这些说法，我想对元素存在做一个简短的描述，尽管我的描述也并不完整。

在护理行业，这些元素存在提供了重要的支持。在农业、社会、教育和医疗行业，特别是在亲子关系中，结合这些所有的领域，元素存在发挥了重要的作用。如果我们的灵魂找到了一种与服务性、建议性的元素存在之间的关系，将使我们不再执着于对知识和经验的追求。

鲁道夫·施泰纳谈到了我们与元素存在建立关系的重要性，这会有助于元素存在的发展。他指出，所有的元素存在、人和自然万物都在发展的道路上。元素存在依赖于人们的道德行为，需要人类引导它们的发展并救赎它们。处于当下社会阶段的元素存在没有道德感，也没有意识。

土精灵

土精灵（Gnomes）来自大地，在所有固化的趋势和力量中无形地工作。人们甚至可以说土精灵配置了固体元素。

在传统上，人们总是把伟大的智慧结晶归功于土精灵。插图上有时会显示它们与智慧之鸟猫头鹰有着相似之处。传说和童话故事中，常常把土精灵设定为顾问的形象，它们奖励诚实的人类，并努力帮助人类解决困难；它们惩罚愚蠢或自负的人类，满足他们愚蠢的愿望，或是表面上认真对待人们考虑不周的言语，并且故意只是遵照字面意思行事。元素中坚硬的一面，会使土精灵变得冷酷无情；而其聪明的一面，可能又会导致它们嘲笑别人和缺乏爱。固态元素不会给它们任何阻力，它们可以自由穿越土元素的领域，在大地上舒适地安顿下来。

　　土精灵喜欢和人类建立友谊，也渴望来自人类的关爱。在许多童话故事中，土精灵很乐意帮助家庭。人类的任务是将土精灵从它们的片面性中拯救出来，使它们摆脱过于强化土元素的倾向，把它们从贪婪和吝啬中拯救出来。土精灵的聪明也可能会让它们走上邪恶的道路。

水精灵

　　水精灵（Undines）十分美妙又具有危险性。它们可以拥有伟大的爱，但它们的爱占有欲很强。它们倾向于把渴望的东西融入它们的元素中，比如希腊神话中的塞壬（Sirens）。在童话故事里，它们对所珍视的人慷慨大方，会馈赠他们礼物，像珍珠或是特别的鱼类，或是无形的礼物，如宣泄、自我认知或洞察现实和外表之间的区别的能力。水精灵将土精灵固化、单一的想法编织成一种流动的、连贯的思考。

　　水精灵的灵魂渴望救赎，它们想要转化成另一种更高的存在形式。它们的欲望在哀歌和水中的音乐声中响起，它们能够通过与人类的关系或者借助风精灵的帮助来得到救赎。

风精灵

风精灵（Sylphs）也是爱的精灵，就像水精灵一样，但它们的爱是无私的，而不是占有的。这种爱的精神就是阿里尔（Ariel，莎士比亚剧本中空气般的精灵），正如莎士比亚的《暴风雨》或歌德的《浮士德》中所描述的那样。安徒生讲述了小美人鱼的故事，她对爱的占有欲变成了牺牲和奉献，这使她能够成为风的女儿。

风精灵也希望与人们产生联系，但是它们难以捉摸，不想被占有，也不想去占有。在童话故事中，它们有时会以天鹅姑娘的形象出现。它们对人类的要求很高，追随和发现它们是很难的。然而正是借助这些挑战，人类才能成长并找到自己的存在。只有那时，人类才准备好报答天鹅姑娘无私的爱。

简而言之，风精灵鼓励我们自我发现和自我发展。

火精灵

火精灵（Salamanders）是神秘的元素存在。童话故事和传说中常常讲述火元素，而不是火精灵本身。火精灵是通过我们友好地对待动物、关爱动物而产生的。土精灵赋予智慧，水精灵鼓励净化和自我认知，风精灵促进无私的爱，火精灵则呼吁我们通过燃烧自己的幻想来认识神圣的意志。它们呼吁我们利用自由和力量，让神明的意志在尘世间得以实现，那是一种神圣的礼物。

元素存在的救赎

鲁道夫·施泰纳就如何帮助和救赎元素存在提出了自己的建议。如上所述，通过我们的行为、态度、性格，甚至情绪，我们影响着元素世界。

　　看看所有的固体物质，都曾经是液态的，只是在发展过程中变得坚硬。而那些液态的物质则曾经是气态的，而气态又是由火制造的烟产生的。但是，灵性存在与每一个变化过程都有着密切的关系。

　　看看我们周围的世界，固体的石头、溪流、以薄雾和雾气形式升起的水蒸气、风——所有的固体、液体、气体和炽烈燃烧的物质，事实上，这一切都是火。万事万物都是火，都是由火致密而来。金、银、铜都是致密的火，万物皆生于火，但是在所有的致密形态中，灵性存在被施了魔法！我们感谢周围一切的存在，它们从火元素中脱离出来，陶醉在这个世界的事物之中。

　　人类能以某种方式帮助这些元素存在吗？可以释放它们吗？是的，我们可以。因为人类在尘世上的行为不过是灵性过程的外在表现。我们在这里所做的一切对灵性世界都很重要。[1]

---

1. Steiner, *The Spiritual Hierarchies*, 1909 年 4 月 12 日的讲座，pp.22f.

其他自然存在

我想再介绍一些鲁道夫·施泰纳所描述的其他存在，虽然这些存在不像四大元素那样被经常提及。一些自然存在使我们体验到白天黑夜的变化、月亮的圆缺，以及太阳运行的轨迹和由此产生的季节变化。日、月、季节这种时间的灵性都受到我们（人类）的态度和意识的影响，我们可以体验到这些节奏，同时，我们体现性格特征的行为方式也会影响它们。有的存在具有帮助性，有的存在具有阻碍性。我想谈谈与这些存在有关的个人经历。

无形的帮助者和搞恶作剧的阻碍者

独处之时，人们常常以为只有自己一个人，大多数人都不会感知到周围无形世界中的元素存在。除了这些元素存在，还有许多看不见的帮助者在陪伴和支持着我们，比如天使和逝者的灵魂。我们也必须警惕那些对我们不太友好并诱惑我们的精神存在。我们的周围是仁慈的存在还是诱惑性的存在，取决于我们的内在状态。天使和善意的存在会前来拜访，黑暗的存在也会在灵魂周围攀爬，在我们不受控的、激荡的情绪中寻找出路。许多中世纪的画家在画作中描绘了这些形象，如耶罗尼米斯·博斯或马蒂亚斯·格吕内瓦尔德的《圣安东尼的诱惑》（科尔马的伊森海姆祭坛画的一部分）。

每一种精灵的存在都需要有自己的被"照顾"方式，我们不能总是以同样的方式对待它们。例如，我的清洁公司正在打扫的一所学校里，有一个房间散发着极其难闻的气味。我竭尽所能，用生物制剂、化学制剂来消除味道，甚至用蒸汽清洁器吹进每个角落，却没有任何效果，难闻的气味仍然在那里。我觉得或许自己没有给房间足够的爱，于是开始对房间和里面的物品非常温柔和专注，甚至在工作时唱歌。但即便如此却还是什么都没有发生，我只能忍受着。

一天晚上，非常的炎热，当我到达学校时，打开门，一股刺鼻的气味向我袭来。那一刻我甚至以为是一只野兽在向我扑来，我非常愤怒，推开窗户，在地板上跺脚并大声喊道："我受够你了！现在我在这里，已经没有空间容纳你，你给我滚出去！"我开始用力地打扫卫生，气得几乎用拳打脚踢去赶走那些气味。突然，那种气味消失了，它再也没有回来。

几个月后，我把清洁这所学校的工作交给了另一位同事。有一次我代替她回到学校做清洁时，那股气味又回来了。但现在我已经知道该如何摆脱它，经过一番强力的清洁后，气味又消失了。当同事回来时，我问她是否注意到这种气味，她说一开始并没有，但气味逐渐变得越来越浓烈。我告诉她要如何处理这个麻烦，她也按照这个方法做了。应付这些特殊的存在并不需要独特的天赋，只需要了解它们的本性，并有意志力地去做该做的事情。

日日夜夜

有的元素存在被囚禁于黑暗之中，这样我们人类才能体验到夜晚的黑暗。那些在白天无精打采、懒惰的人们，没有将存在于夜晚的元素存在转化，而那些积极、勤奋、乐于奉献的人，则把困于黑暗中的元素存在所做的奉献以这样一种方式转化，这样它们就能重新归于光明。

我们的感恩之心，会成为决定性的因素。即便是生病、失业，我们也可以心怀感恩之心。我们不必进行体力劳动也能够保持积极活跃，也许去见一些感兴趣的人，或者有意识地关注这个世界，我们可以让内心变得活跃起来，救赎夜晚的灵魂。

月亮的相位

月亮的相位也会影响并改变我们的情绪。为了在地球上感知到月亮的盈亏，需要大量的元素存在，就像日夜交替一样。

鲁道夫·施泰纳描述到，在月圆之夜，元素精灵会从一个较低的世界被送到一个较高的世界。月圆对它们来说是一种释放，为了保持平衡，其他存在不得不在月缺时离开较高的领域，进入较低的领域并被锁住。它们在那里被锁住了，好像被施了魔法一样。

人类的任务则是通过采取与月圆的力量相同的方式，释放这些元素存在的力量。要做到这一点，我们需要掌握和调节我们不断变化的情绪。我们体会到月亮的盈缺是相对的，虽然它们的外观会表现出一种盈缺的对立，但在灵魂中我们可以在这种对立之间建立联系。

满月可能会引起一部分人的亢奋和过度活跃。对一些人来说，月亮从盈到缺会使他们忧郁和消极，还会导致某些人患抑郁症。重要的是，我们不应受这些外在环境的影响。只有试着在困难面前保持平静和快乐，才能发展出力量去释放这些存在。当然，我们不可能永远快乐，也不必总是开开心心，只要保持愉悦的心情和知足的心态即可。当我们面对周围所发生的所有消极情况时，比如媒体所报道的一些事件，如果我们能够拥有积极的心态，就可以将其转化成为一种力量。消极无法激励人们，会使人们感到退缩，并抵消所有能带来积极结果的力量。

四季

地球用一年的时间来进行一次呼吸，这看起来非常宏大。在春天和夏天，大地呼出，我们经历生长、开花和繁荣，一切都在释放。而每次呼出之后都会有一个对比鲜明的吸入，在秋天和冬天，大地把一切都恢复原样，大自然的生长停止了，就好像瘫痪了一样。我们可以通过体验这一年中地球的呼吸，来帮助元素存在释放。如果没有人类所拥有的整体观，元素存在就无法将半年的光明与黑暗当作一个整体来体验。它们会完全沉浸在春、夏、秋、冬中，并束缚于其间。而作为人类，我们可以感受到当夜晚变得更长，白昼变得更短，当万物不再持续生长时，元素存在便开始出现。如果我们接受了这样的思想，我们就是在救赎元素存在。与鲁道夫·施泰纳的《心灵日历》一起工作，可以帮助我更好地理解一年的历程。鲁道夫·施泰纳在这本日历的序言中写道："一年的进程有它自己的生命。"

有的人不知如何在圣诞节或其他特殊的节日里营造出特殊的节日氛围。他们没有从圣诞假期中汲取力量，而是陷入了过度的忙碌，然后变得沮丧。我们周围自然界的消亡会导致内在的空虚，而不是内在的光明。

综上所述，我们可以通过下面的方式帮助元素存在：

- 通过充满好奇心和崇敬的心态去感知物质世界来帮助元素存在；
- 通过努力工作，来帮助白天和黑夜的元素存在，感谢它们带来的礼物；
- 通过保持心情愉悦及和谐的情绪来帮助月相的元素存在；
- 通过将真正的崇敬和献身精神遍及全世界来帮助四季的元素存在。

这些练习看起来很容易，但它们要求我们做好准备客观地观察自己。我们每一个人都要学着承担责任，并参与到未来地球发展的伟大使命中。以这样的方式去工作，将帮助我们克服被动和退缩，增强完成使命的信心。每一个积极的想法，每一次快乐和感恩的感受，都将会帮助我们完成使命。

我们所创造的灵性存在的影响力

鲁道夫·施泰纳在《自由的哲学》中这样写道："我们（人类）似乎生来就不满足，我们对知识的渴望只是这种不满足的一个特例。"[1] 但是，如果我们因不知足而不满，或因沦为受害者而

---

1. Steiner, *The Philosophy of Freedom*, p.13.

产生不满，这种不满就会成为一种破坏性的力量。我的父亲曾经说过："不满将会为所有恶魔敞开大门。"那么什么是恶魔呢？

奥姆拉姆·米哈伊尔·艾万霍夫曾有一次对我说："有一条生命之流，也有一条死亡之流。不满足是死亡的第一级。如果我们不注意，不满足就会变成悲伤，甚至是怒气。悲伤会化为痛苦，心灵的痛苦会转化为身体上的痛苦，而疼痛则会转变为疾病，最终导致死亡。在生与死之间，有着许多的不幸、痛苦和懊恼。知足和感激会引领我们走向生命之流，会带来快乐、平和、平静和幸福，这些又会带来力量和勇气，带给我们富足的生活，最终让我们走向永恒的生命。"

在从事清洁工作时，我们是在社会领域中进行工作。无论在什么地方从事社会领域的工作，职业态度都显得极其重要。在各种不同的职业中，我们常感到不堪重负，产生职业倦怠。如果我们肩上的负担过重、压力过大，我们就无法控制自己的情绪、想法甚至话语。

鲁道夫·施泰纳曾说，我们必须学会从周围的环境中驱逐恶魔。他描述了我们创造的特殊存在。[1]

幽灵（Phantoms）是由罪恶、诽谤、谎言、习俗和充满主观情感的事实创造出来的。它们需要被清晰的思维态度、美感、良好的建设性想法和清晰的概念所救赎。

鬼怪（Spectres）是由无能的社会机构造成的，这些机构导致不满、不和谐并引发冲突，对人们产生负面影响。社会机构以

---

1. Steiner, *Natur und Geistwesen*, 1908 年 6 月 9 日的讲座。

健康和有意义的工作方式运行，并建造良好和谐的氛围，这可以救赎它们。

恶魔（Demons）是由不宽容的态度造成的（在我们的思维中也是如此），包括冲动、强迫或欺凌。它们需要被宽容、尊重和承认他人自由所救赎。

小恶魔和蛇

厄休拉·伯克哈德生来就双目失明，她写了很多关于感知元素存在的书。她还写了许多故事，包括下面这个。[1]

地狱会定期召开团队会议。魔鬼从人类那里学到了"团队会议"这个词。

有一次，在团队会议开始时，一位资深恶魔先发表了讲话。他说，在一个团队中，所有的成员都同样重要，都拥有平等的权利和义务。从现在开始，很多事情会有所不同。因为等级制度是天堂制定的，所以在地狱里并不可取。于是恶魔们花了很长时间来谈论哪些是过去的情况，哪些是最新的情况，但是到最后，并没有发生什么变化，一切都和从前一样。

因为会议现在被称为团队会议，一些低级别的恶魔认为真正的改变已经发生了。但他们没有注意到自己相信的那些都只是空话。他们甚至不去思考已经讨论过的事情，而是去忙于抚慰他们灼热的眼睛。因为在离开房间时，高级别的恶魔把沙子揉进了他们的眼里。

---

1. Burkhard, *Gute Träume für die Erde.*

　　"我们做得很好。"恶魔首领说，"人类如果想假装做完了某事，他们会不断用夸大和空洞的话语使对方相信，我们可以从人类这些笨蛋身上学到一些有用的东西。"

　　在定期的团队会议上，低级别的恶魔必须向上级报告他们在地球上的成就。尽管他们尽了最大的努力，但恶魔首领从不会满足于他们所做的。在地狱里，他们总是习惯于对其他恶魔所做的任何事情表示不满。赞美一个恶魔同伴的行为是不可能的。（赞美是属于天堂的，所以在地狱里也是不可取的。）

　　有一个最小的恶魔每次在不得不汇报的时候都很难受。事实上，他有点想入非非，但地狱的恶魔们一点也不欣赏这一点。

　　超量的工作是受欢迎的，但是做梦可能会让你误入歧途，让你忘记恶魔的职责。这位爱做梦的小恶魔总是让事情变得更糟糕。有一天，他无法汇报任何工作。当问到他是如何消耗时间时，他给出的答案引起了周围的混乱。他偷了一个农民的葵花籽，吃掉了它们。偷窃的行为让恶魔们认为他还是有进步的，但后来他欣赏着花朵的美丽，发现它们看起来像小太阳。他一直在晒太阳，听鸟儿唱歌。他突然想到万物都靠太阳生活，并且赞美太阳。小恶魔说"我有一种未知但并没感到不愉快的感觉"，如此结束了他的汇报。

　　"我们现在需要的是你像个牧师一样宣扬上帝创世之美吗？"一个恶魔同伴愤怒地喊道。恶魔首领严厉地训斥了爱做梦的小恶魔："你什么都不是，你将一事无成。如果在下一次团队会议上你不做更好的汇报，我们会把你从地狱中驱逐出去。"

　　这给小恶魔带来了极大的痛苦，他怎么可能这么快做出改变呢。如果他们不再让他待在地狱，他还能去哪里？小恶魔还能住哪儿呢？当然，他承认自己做得不好。爱花爱鸟有失恶魔的尊严，赞美太阳是完全不正常的，太阳的光芒经常破坏地狱的黑暗计划。小恶魔想知道他应该做什么，他心里翻来覆去地想，但是什么也没想到。

"一定有人能帮我。"他想着，于是到同伴那里征求意见。但是恶魔同伴们都只是恶意地嘲笑他，帮助一个恶魔同伴摆脱困境就像表扬他的行为一样是不可取的。

然后，他去找动物，询问鸟类和鱼类，还有田野和森林里的生物。但是它们对邪恶一无所知，因为它们都按照造物主的指令和自然法则生活。最后，小恶魔来到一只聪明的猫头鹰面前，猫头鹰低声说道："有一种没有鳍，没有翅膀，也没有脚的动物，它已经诱惑了亚当和夏娃。你去找它吧，它既然能够让生活在天堂的人不满足于他们所得到的，并鼓励他们去取不属于他们的东西，那它一定真正了解自己的工作。"

"为什么我没有早点想到这个？"小魔鬼用一条腿跳来跳去叫着。然后，它迅速去找到狡猾的蛇，向它请教。

"哦，你这个愚蠢的恶魔。"蛇嘶嘶地说，"你并不十分了解邪恶，但是要相信，只有通过你，邪恶才会来到这个世界。这一切只是一种效果。"

"我不明白。"小恶魔十分尴尬地结结巴巴地说。

"我来向你解释这一切。"蛇嘶嘶地说，"听仔细了！我的毒药可以杀人。但如果医生能够善加使用，毒药也有治疗作用。所以它既不好也不坏，要看效果而定。你赞美太阳，因为所有的生命都来自它。可如果阳光过于强烈，又一直不下雨，就会对生命不利。所以一切都无好坏之分，只会变好或者变坏。而你们喜欢做一些邪恶的事情，它们就会产生坏的影响。"

"那么人类呢？"小恶魔问。

"人类也是一样的。"蛇嘶嘶地说，"他们可以选择行善或是作恶，这取决于你如何对待他们。他们可能注意不到你正在与他们打交道，因为他们就像你在地狱中一样自大，他们认为一切都是通过他们自己来实现的。在他们没有注意到这点时，你就可以采取某些方式去影响他们。但是你制造不了邪恶，尽管你们这些恶魔认为自己可以。一旦人们觉醒，理解了善恶，然后他们自主地做出向善的决定，你们这些在地狱中的恶魔就会失业。人类并不是你们的俘虏，他们才是你们的雇主。"

小恶魔看起来很吃惊，蛇试图举更多的例子来帮助他："如果两个兄弟之间不肯相互原谅，那么他们之间就会存在一些不好的影响。由此产生的情况则可以为你创造机会，因为这为下一次的邪恶行为打下了基础。但比兄弟之争更糟糕的是，当一个国家从被压迫中解放出来，并开始压迫之前的压迫者，由此产生的邪恶更加巨大。你甚至有可能煽动一场新的战争。你不必梦想着它发生，它就像我的毒药一样已经存在了，那是一种国家之间的毒药。你只需要确保战争爆发，并生效。"那条蛇发出嘶嘶声，自言自语地说着，看起来像是在舔食着美味的食物。

蛇把自己所知晓的告诉小恶魔，向他注射了一点蛇的毒液。它所说的话已成为这个小恶魔的一部分。"你们这些愚蠢的恶魔有时还挺聪明，竟然知道来征求我的意见。"蛇嘶嘶地说，然后离开了小恶魔。

小恶魔在世界各地到处学习，增长见识，在他有所成就之前，他不想回到地狱。他来到一所小房子，这里住着一个幸福的家庭。父亲、母亲和孩子，他们看上去都有一双明亮的眼睛，每个人都感到很快乐，他们周围的一切都像他们一样闪闪发光，干净清澈。也许生活并不需要太多，小恶魔感到了一种陌生但并非不适的感觉，这种感觉以前也曾有过。那是什么时候？他想起了鲜花、鸟鸣和灿烂的阳光，吓了一跳："不对，不对，他们想在这里诱惑我。不过，诱惑是我的本事，我必须努力想点法子。"

小恶魔不安地走来走去，他想知道："我该怎么做呢？我要改变这闪闪发光的一切。可是我该怎么做呢？这里的阳光并不能晒干一切，毁灭生命。"

不管怎么努力，小恶魔还是没有办法，直到他无意中听到这家人的母亲对邻居说："是的，亲爱的，如果你能知足常乐，一切都会变得更加容易。"

小恶魔兴奋地用一条腿到处蹦跳，搓着双手说："我找到了！我找到了！正如聪明的猫头鹰所说的那样，要让满足感从人们身上消失，就像那些生活在天堂里的人一样。没有满足感，光芒就会消失。我要这些人类改变他们的想法，变得不再知足，这样我就能自豪地回家了。"

小恶魔吐出蛇注射给他的毒药，并把它们涂抹在那位母亲工作所需的用品上——吸尘器、扫帚、抹布，总而言之，每一个清洁用品上。然后他躲在一个安全的角落里，急切地等待着看会发生什么。和往常一样，母亲开始愉快地做家务，她一边干活一边唱歌，一切都不太费力。但是，当她接触到小恶魔的毒药，她的眼睛就失去了光彩，她只能看到问题所在，她的脸色也变得冷酷无情。她反复地清洁，即使在完全没有必要的地方。当孩子们回家时，他们似乎总是显得非常碍事。孩子们不能再像之前那样玩耍，而且因妈妈指责他们把一切都弄脏了而感到受到了伤害。孩子们的眼睛不再闪亮。他们失去了对家及家中所有物品的爱，他们不再有家的感觉。然后他们真的把一切都弄脏了，母亲开始变得焦躁不安，不断地清洁和整理。当父亲经过一整天漫长辛苦的工作后，期待着和家人在家里度过一个宁静的夜晚，但是当他回到家时，听到的只有辱骂声、叫喊声和吸尘器巨大的噪音。很快，父亲的眼睛也不再闪闪发光，他也像其他人一样吼叫、抱怨起来。

"人们在相互指责。"小恶魔咯咯地笑着，"我在地狱里还暂时不会失业。"他很快就走在回家的路上。他相信自己有了新的发现，并为自己的成就感到自豪。现在，相信那些恶魔首领们会非常满意了。在接下来的团队会议上，他愉快地向同伴们讲述了自己的行为，但结果仍令他感到很失望，因为恶魔首领说："把你驱逐出境可以缓缓了，也许你最终会有所改变。你可以加入"不满恶魔"下属的清洁恶魔的队伍，试用一下。小心别让那些需要你去诱惑的人们走失，他们可能会对过去的满足感产生新的渴望。对我们恶魔来说，没有什么比面对知足常乐的人类更难对付。有时候人类还想要把我们也改造成人类，救赎我们。遇到这样的情况时，清洁小恶魔，你将会如何应付这样的冲击呢？你需要很多的力量来保护自己免受救赎。但我不知道你是否真的足够强壮。"

小恶魔想要分享他从蛇那里学到了什么，但是没有人听他讲话。他只是一个小恶魔，恶魔首领们深信他们自己比小鬼知道得更多。

对付邪恶的存在

就像这个故事里所说的，人们的感受强烈影响着房间里的氛围，有时还会毁掉他人的幸福快乐。如果有人脾气暴躁并且一生都在抱怨，这种气氛甚至会渗透到墙壁里，四处蔓延。在我去别人家里工作的 21 年中，我曾有过三次被所遇到的情况压倒。我不得不承认我无法走进那些房间，那里存在着如此强烈的消极情绪，我知道这将超出自己的能力范围。

其中有一次，是一位老人照顾卧床不起的妻子已超过 20 年。但他是一个酗酒者，事实上他并不是照顾她，而是折磨她。我打开门的那一刻，立刻遇到一个负能量充满了整个房间的灵性存在，我感到非常渺小。幸运的是，我没有必要向任何人证明我的力量，所以我拒绝了这份工作。

认真对待这些感知是非常重要的，但并非我们一开始经历的所有事物都是负面的。我曾经在挪威参观了一栋直接建在岩壁上的房子，它的蔬菜储藏室的地板和一面墙由独特的岩石构成。女主人让我去看看这个地窖，可是她非常不愿意走进去。她说自己感觉到了一种负面能量，想知道她将食物存储在那里是否合适。我在那里发现了非常强大的元素力量，但我没有感受到它是负面的。我知道并不是每个人都能承受这样强烈的力量。

我给这位女士讲述了一个故事，是我从一个中国家庭中听到的。这个家庭世世代代都在练习灵修，但总是由祖父传给孙子，而不是由父亲传给儿子。这个家庭的传承人做学徒期间，陪祖父去见了一个富有的人。那个有钱人怀疑酒窖里有邪恶的灵魂，因为仆人拒绝去那里取酒。每次他亲自下去，都会在地板上发现几个碎酒瓶。祖父穿过地窖，悄悄地自言自语，说完后，他做了一个标牌，挂在地窖门上。标牌上写着"这里住着酒窖的守护者吴力"。他的祖父说道："住在那里的精灵并不是不友善，他只是无聊而已。我现在已经把地窖守护者的任务交给他了，他不会再打碎瓶子了。"此后再没有任何事情发生。后来我听说，挪威的那个地窖，女主人也不再回避了。

然而，有时负面力量是如此强大，有一种无形的污垢，你需要特别的方法来应对。我认为这种看不见的污垢，是清洁人员经常生病的原因。

每当我们遇到威胁时，我们都会本能地想要保护自己。有些人双手合十，取出一串念珠或一块石头，有一些人会停下来祈祷，呼唤逝者或守护神，还有一些人尖叫着跑开，而有些人则呆若木鸡，好像瘫痪了一样。

我无法告诉人们如何保护自己，每个人都必须自己去发现。我有一个对我个人很有帮助的图景——我4岁的儿子正拉着一辆小车沿着泥泞的道路行进，他停下来，将小车歪到一边，开始用棍子转动轮子，这时泥浆向四面八方飞去。这个图景给我留下了深刻的印象，从那时起，每当我感觉到强烈的阻力，我就会集中精力转动我的"内在之轮"，即我的脉轮，想象没有什么能束缚住我。脉轮就像转动的轮子一样，它们旋转得越快，对我们的保护就越强。

通过我们的工作，我们可以改变世界，邪恶可以被救赎和驱逐。我是在一个清教徒的教会里长大的，"在星期日纺线，就像把纺锤刺进上帝的眼睛一样"，这样的警示语使我内心产生了一种强烈的感觉，我觉得自己被监视着，我们所有的行为都会被记录下来，并受到奖励或惩罚。人们非常害怕受到惩罚。

几年后，我学习了更多人智学的知识，清楚地意识到，我们确实受到了关注，我们做什么或不做什么都会有后果，每个人都必须学会对自己的行为负责。通过疗愈的工作方式，调整和关注我们的环境，敞开心扉，邀请有帮助性的力量，让这样的力量陪伴我们做所有事情。这很显然会产生效果，并有助于保护我们免受恶意精灵的伤害。

我转化了童年时代留下的可怕画面，并尽可能诚实地对自己说："基督与我同在，他能够并愿意帮助我。"我不能说这么做总是成功的，有时候我甚至不想去思考它。但是在内心深处，我在努力使之成为可能。当我成功时，恐惧转化为信任，担忧转化为喜悦。然后，流向我的力量会帮助我转化正在做的事情，这使我希望自己的行为将是有益的。

> 基督没有肉身，但是你有，
> 他没有双手，也没有矗立在大地上的双脚，但是你有，
> 你的双眼就是他的双眼，
> 同情、悲悯着这个世界，

你就是他走路行善的双脚，

你就是他祝福全世界的双手。

阿维拉的圣特蕾莎修女

（1515－1582）

问题与回答

● 我怎样才能找到在房间里感到不舒服的原因？

你为什么不问问这个房间呢？只需站在门口，闭上眼睛，仔细倾听。试着想象一下房间里的所有物品。耐心点，再好好看看这个房间，我相信你会找到原因。你或许会在这些物品中发现对你此刻很重要的东西（比如一份文件），也许所有的不适感都会随着找到这个物品而消散。

有一次访谈后过了几天，采访的记者对我说："当你告诉我必须倾听自己的房间时，我会心地笑了起来。几个月来，我一直感觉在客厅里很不舒服，却不知道原因。访谈结束后我回到家，站在门口，试着像你说的那样去做，然后，我就明白了是什么让自己烦恼。我们全家人都热衷于阅读，客厅里的一面墙做成了一个很大的书架。因为书太多了，这些书放在书架上排成两排，这让我很不安。我开始挑选和拿掉一些书，立刻感觉好多了。我并没有说什么，但所有的家庭成员都在讨论房间里的变化。"

💧 在我们家有一个非常"奇怪"的房间，我必须穿过这个空间才能从入口到达厨房，我穿过它时总是很有压力。对此我能做些什么吗？

我看了这个房子的布局，发现这里就像是一片无人地带。这个空间给人的感觉像是一条隧道。它只有两米宽，但向两边延伸了 3 米多长。这种奇怪的布局显然是房子在加盖时形成的，就像一个建筑的失误。最大的问题是，这个空间没有明确的用途，一部分用来存放自行车和其他物品，还放了一个电脑桌。当穿过这个空间时，注意力会被这些凌乱的物品所吸引。所以我们可以先在入口处搭建两个架子，在入口到厨房之间创造一条走廊。架子在每一侧都留出一些空间，这使你无法同时看到两个空间，从而创造出两个新房间，然后再对它们进行整理和分类。

💧 我该如何处理蜘蛛？

我把所有蜘蛛都从我家请走了，因为它们是不请自来的客人。起初我也认为它们是益虫，因为蜘蛛吃苍蝇或其他虫子，但后来我改变了主意。如果把蜘蛛当作宠物来饲养，就需要照顾和喂养它们，这就意味着必须给它们提供苍蝇和蚊子！说正经的，在我多年的清洁工作中，当我忽视某个区域时，蜘蛛就会出现。它们经常出现在阁楼、地窖、洗衣房和空房间里。有时我在度假前没有见过任何蜘蛛，但回来时角落里总会有一些蜘蛛。同样令人惊讶的是，一旦人们搬走，房子里就会到处都是蜘蛛，三天之内，每个角落都会布满蜘蛛网。

以前我只是用吸尘器吸它们。直到有一次，我更换集尘袋时，一只蜘蛛从里面爬了出来，浑身是灰，腿也断了。从那之后，每次我打扫房间时，如果看到蜘蛛，我就会看着它说："我要在这里工作了，我先绕着外围开始，如果我回到这个地方，你还在这里，你就会遇到麻烦。"每当我再次回到那个角落时，它们已经不在那里了。

● 你是如何意识到这些元素及其对你的影响的？

回顾我女儿出生后不久的那段时光，在极度劳累和疲惫的时候，我会很明显地感受到元素和元素存在的影响，尽管我当时并没有意识到这一点。而且不幸的是，那时我感受到的都是它们的负面影响。我记得自己体验过强烈的重力，让我几乎无法移动。然后，有时会有一种被溶解的感觉，仿佛我正在流血而死，自己就像一摊水流向四面八方。除此之外，还有强烈想去别的地方的愿望，想要远离日常生活的责任，想要逃离，想要漂浮到空中，但最后总会因为绝望而爆发怒火。有一次，我还砸碎了家里的吸尘器，只因为我的脚被电线绊住然后摔倒了。

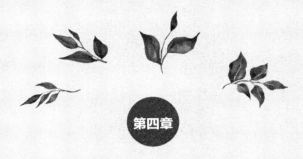

第四章

清洁在生活中的应用

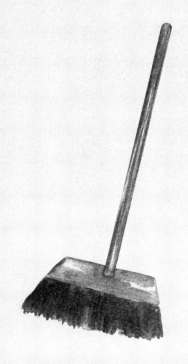

虽然这本书的主题是清洁，但创办清洁公司只是一系列探索的开始。清洁做得越多，我就越了解清洁，就越意识到清洁涵盖了人类活动和社会互动的方方面面。

照料

我们带着爱和觉察所做的一切，都将到达一个新的维度。当我们带着爱和觉察进行清洁时，就会有状况得到改善。将一个干净的房间打造成一个被精心照料过的空间，可以对人们产生影响。

"照料（care）"一词在英语中有多层含义，从看护到护理、喂养、促进发展或训练。我们都曾体会过日常生活的乏味，我们只是无意识地单纯做事，这不太恰当。那些影响着我们的事物，常常会变成我们周围环境的一部分，就像粘在桌子下面的口香糖。当我们不再完全了解周围环境的状况，又突然间要有一次意想不到的来访，一切都必须变得一尘不染，这就像一个警钟，让我们终于注意到自身生活的状况。我们的无意识，不仅会扩展到物品和家务事上，还会渗透到人际关系中。

崭新的开始

我的经历告诉自己，照顾好我们的环境，可以为一个新的开始打下基础。几年前，我在一个成人教育中心主持一个关于清洁工作的工作坊，连续五个周四的晚上进行分享与沟通。我教授各种清洁方法和清洁材料、工具的使用，而最主要的是从态度上将清洁转变为照料。我布置了作业，鼓励他们照料自己的家，然后在下次见面时分享经验。其中一名参与者是一位 30 多岁的妇女，她说她已经结婚 15 年，有三个孩子，大儿子 15 岁并且学习有障碍。她和丈夫的关系陷入困境，除了因为他们 15 岁儿子的问题发生争执以外，彼此间几乎没有沟通。五年前他们开始修建自己的房子，但一直都没有完工。她的丈夫十分能干，自己做了大部分的室内装修工作，但后来他们都对这所房子失去了兴趣，房子被忽视后，变得乱七八糟，肮脏不堪。在上过我的课后，她运用在我的课程中学到的内容，开始进行清洁和照料房子，她的丈夫也开始重新完成室内装修的收尾工作。她笑着说："我先生认为我是在为他做这件事。"

我期待着下周四的到来，想继续听这个故事是如何发展的。她分享说，她回到家时发现，门厅那个亮着的灯泡，换成了一盏漂亮的灯。浴室挂毛巾的绳子也被换成了镀铬的固定装置。在这次课程的最后一个晚上，她开心极了，告诉我们："我丈夫已经把我们家所有的木地板都铺好了，上周六他终于决定安装所有的踢脚线。"他把所有材料都准备好，刚一启动机器，大儿子就来问他是否也能帮忙。父子俩一起工作了一整天，成功地安装好所有的踢脚线。这是几个月来，她丈夫唯一一次周六在家度过，而不是在街头打发时间。

五年后，我在一次会议上再次遇到了这位女士。她告诉我，是清洁工作坊挽救了她的婚姻。当她和丈夫再次开始照料他们的家时，他们记起了最初的理想和梦想，以及他们建造家园时的美好时光。她丈夫还告诉她，当她再次照料这个家时，他不仅感受到了尊重，还感到自己被妻子注意并得到关心。她的儿子和父亲一起工作了一个周末后，去申请了做木工学徒。我被深深地感动了。在那以后，她儿子获得了工作的资质并且发展良好。

另一位参加工作坊的学员告诉我，清洁也可以是人际关系的开始。她的梦想是成为一名社会治疗师，当她终于在一个收容问题女孩的教养中心找到工作时，她非常开心。当她想要与这些女孩相处时，却遭到了冷漠的对待和蔑视，这让她非常失望。她认为自己所做的所有努力都是失败的，她质疑自己做这项工作的决定是否合理。她发现自己受问题所扰难以入眠。直到有一天晚上，她再也受不了了，决定起床去公共区域做些清洁工作，结果让她感到如释重负。于是，每天晚上，当女孩们上床睡觉后，她都会打扫卫生。她仔细地打扫客厅、厨房，尤其是浴室。几个星期后，有一位女孩走近她，表示愿意和她一起工作。慢慢地，其他女孩也向她敞开心扉，她终于在这个过程中获得了成长，并把它当作一份真正喜爱的职业。

这又一次证明了，在工作中分享爱是非常重要的基石。没有爱，社会生活也将无法真正展开。

高兴地做清洁

清洁是一项重要的社会性工作。当然，独居的人平时也会打扫居所，但是不会像有客人要来时那样更加细致干净地做清洁。家务工作，特别是清洁打扫，是生活的重要组成部分，有助于恢复并维持一个舒适愉悦的生活环境。

　　污垢不仅是人类活动的一个原因，也是一种结果。污垢与过去有关，与一些不太符合当前的事物有关。将污垢定义为"出现在不该出现的位置的物质"非常恰当。泥土在田野里是一种财富，但在白色的地毯上，它就是污垢。清洁污垢为自我教育提供了广阔的空间，同时也培养出许多的品质，比如耐心、关注细节、感知力和毅力。清洁活动不仅有利于我们转化物质，也有助于我们培养面对未来的能力。

　　清洁是一门手艺，需要学习。它不是义务性的工作也不是强制性的工作，通过清洁可以提高人们的生活品质。当我们做清洁工作时，如果怀着喜悦之心，便会在空间中留下印记。每个空间都需要照料，每个房间都需要打扫。人们常常认为这是件苦差事，缺乏热情去面对它。事实上，无论面对什么情况，我们都可以观察我们自己的工作，观察我们做了什么，我们是如何做到的。

　　在一天之中，我们有各种各样的任务，有的任务相对更有趣、更刺激，但所有任务都必须完成。这是锻炼自我观察的一个好机会：当我们做一些不太感兴趣的事情时，总是会抱怨和哀叹，觉得应该由其他人来完成这项任务。这样的态度只会让事情变得更糟。当事情成为负担时总会让我们感到筋疲力尽，这也是不必要的，我们可以试着把不喜欢的任务变成练习自我观察的机会。关注每一个细节，或许就会在熟悉的过程中发现新的事物。如果兴趣被再次点燃，手上的任务也就变得不那么累人了。兴趣使我们产生洞察力，给我们带来喜悦感，而伴随喜悦而来的是一种力量感。当我们没有力量的时候，也很难体验到快乐和感激。

许多人觉得清洁工作就像西西弗斯的任务。众神惩罚西西弗斯，要求他将一块巨石推上山，但巨石总是不断滚落下来。一些传说故事里提到，当西西弗斯在这项任务中找寻到了更深层的目标时，他便找到了平和。一旦人们理解了任务的目的，看似具有毁灭性的状况通常就不再对人产生影响。我们形成了自己的理解，就有助于把控局面。

在清洁工作中，我们常常会遇到极限，我们需要面对自己的不足。这时我们要学会更仔细地观察自己、了解自己，当我们努力这样做时，就会激发出我们的创造力，也会更加富有成效。学会面对和认识自己是自我发展的重要一步。自我发展首先需要发现我们的才能所在，找到自己的才能，并充分利用它。我们每天的工作都给了我们发现和发展自己才能的机会。清洁的结果是干净的环境，而照料的结果是生活品质的提升和生活及工作氛围的改善。

日常生活中的艺术

许多家庭主妇和妈妈们告诉我，她们没有时间进行艺术活动。对许多女性来说，在生活中花时间进行艺术活动，这样的想法似乎很难实现，因为有太多的事情要做，留点时间画画、弹奏乐器或做雕塑更是想都不敢想。那么，有没有办法在日常琐事中找到艺术活动呢？能不能把所有必须重复做的事情变成一种艺术活动呢？也许我们首先应该选择我们想要练习的艺术形式，是唱歌、画画、雕刻还是表演？然后想想我们可以在哪里进行这些练习。

借助艺术和艺术活动，我们开始意识到我们自己的创造中心。我们在追求精神世界的理想和物质世界的现实间找到平衡。由于我们的创造中心，我们能够自由地行动，并将意识渗透到行为之中。因此，每一个为家庭、社区创造真善美的有意识的行为都可以被视为一件艺术品。鲁道夫·施泰纳曾这样指出：

> 今天，在未来会成真的事物在我们心中被视为理想。我们塑造这个世界，将理想变为现实。这不仅仅作为理论存在于我们心中，它一定是我们内在的一种觉知，一种生命的驱动力。然后，我们与周围的环境存在着一种认知的关系，同时也具有宗教情怀。出于这种内心的冲动，艺术在未来也将变得完全不同，它将会与当下的生活紧密结合。我们必须以艺术化的方式为自己塑形。[1]

崇尚美

人们常常崇尚美好的事物。当一个女孩穿着晚礼服时，她总是尽可能长时间地保持礼服的整洁。但一旦发生意外，礼服变得不再如初时，似乎就不再值得继续保持了。

我认识一个男孩，他不忍心穿自己的新鞋，因为新鞋漂亮又干净，他不想弄脏它们。然而，当新鞋开始有一点脏时，他就觉

---

1. Steiner, *Spiritual Science as a Foundation for Social Forms*, 1920 年 9 月 5 日的讲座，P. 237.

得没有必要再去清洗它们了。

能为客人提前准备好一张漂亮的餐桌，是我最引以为傲的事。在我女儿 10 岁时，她想要为她的聚会布置一张餐桌，就像我招待自己的客人那样。我告诉她最多只能邀请五个朋友，因为我只有六套银制餐具，她欣然答应。当这个重要日子来临时，我在餐桌上摆上漂亮的陶器、水晶杯子和亚麻桌布，并用鲜花、蜡烛和美好的装饰物把桌面布置得非常漂亮。我一直关着餐厅的门，直到六个孩子在走廊将外套、靴子、帽子和其他物品都放置好。当一切准备就绪，我打开餐厅门，邀请他们进来。接下来所发生的，真是如奇迹一般。这些孩子们看到餐桌后，充满了敬畏，他们不确定这是否真的是为他们而准备。我说："是的，请进吧。"就在一瞬间，这六个不守规矩的、在走廊上乱作一团的小孩子，立刻化身为王子和公主。我为他们上菜，在整个用餐过程中，他们表现得非常优雅高贵，以至于那天的聚会结束后，餐桌上的桌布一点也没有弄脏（这比我所招待的成年宾客的表现还要好）。

曾有一位来自匈牙利的学生与我一起工作了一年，他非常热爱学习，想学习如何像我一样打扫厕所。他常让我检查他的清洁成果，并指出他容易疏忽的地方。当他和我道别时，我告诉他，他学得很好，是我遇见的最好的工作人员之一。他笑着回答："我将带给我妻子最好的礼物，那就是我学会了如何高品质地进行清洁。"

还有一次，一位忧心忡忡的朋友打来电话说："我的妻子需要一位专业清洁人士在她生日的前一天来家里打扫一整天，以此作为她的生日礼物。我需要你的帮助，你能相信我吗？"我不仅相信而且完全理解。我的工作已不止一次被当作生日礼物了，而且每当这种情况发生时，我都会从过生日的女士那里收到一束漂亮的鲜花。

一位照管社区疗养中心的女士给我讲了一个令人愉快的故事。一次，她从自己所照顾的年轻人那里收到了一份非常特别的生日礼物。这位年轻人很喜欢为全家人洗碗，这能够带给他热情、骄傲和快乐。他每天一个人洗三次碗，一周洗七天。在这位女士生日那天，这位年轻人送给她的特别的生日礼物，就是允许她来享受这一整天由她自己为全家清洗碗盘的工作。

忽略

忽略行为具有侵犯性。灰尘以一种非常隐秘的方式存在，从我们完全没有注意到的小角落开始，在橱柜下、有蛛网的窗帘后面，灰尘聚集成大块的毛团，并在暖气片里滋生繁衍。在厨房里，炉子和烤箱上方的通风口总是越来越油腻，厨房用具常常还沾着黄油和面粉，却被我们直接收进了柜子里。在大多数家庭中都可以找到一个抽屉，所有小东西都藏在这个抽屉里，有数字编号的小纸条、特价优惠券、一段绳子或一根橡皮筋。

我们应该做些什么呢？还有哪些事情没有做？我们为什么总是喜欢留下一些杂物？是因为没有人注意到，还是因为我们不喜欢做这些事，或是想着还会有其他人改变现状？

亨尼·盖克是一位画家，她曾协助鲁道夫·施泰纳雕刻大型木制雕像《人类图景》。她回忆到，每当施泰纳抽身离开他的雕塑作品时，他总是把地板上的刨花扫干净，倒进垃圾桶。盖克经常提出让她来做这些清理工作，但施泰纳仍坚持自己做。有一天，她问施泰纳："即使您只是离开几分钟，为什么也要不辞辛苦地打扫干净？"施泰纳回答说："当我工作的时候，我所做的一切都是我工作的一部分，我是环境的主人，当我停止工作离开时，留在地板上的废弃物都是垃圾，应该属于垃圾桶。当我们在进行艺术工作时，我并不希望自己在垃圾堆里感到自在。"

早期的家政服务

十位精灵仆人

很久以前，瑞典一个农家有个女儿叫艾尔莎，她是家里唯一的孩子，所以倍受宠爱。她的父母想尽一切办法来实现她的愿望。她刚受了坚信礼，就被送到城里去学缝纫以及城里的礼仪和习俗。但艾尔莎在城里只学会了如何打扮自己，她对家务劳动和手工活毫无兴趣，以至于没有学到任何知识。

当她 20 岁的时候，一位勤劳正直的年轻农场主冈纳爱上了她，几个月后他们结为了夫妻。

起初，一切都很快乐。但是很快她就厌倦了烦琐的家务。圣诞节前不久的一天早晨，他们的院子里有很多工作要做，艾尔莎刚从床上起来，仆人奥勒就对她说："亲爱的女主人，食物已经准备好了，我们今天要到森林里去，如果要在天黑前赶回来，现在就必须出发了。"

另一位女仆说："面团已经发好了，若您现在出来，马上就可以享用美味的面包。"

屠夫已经宰好了一头大猪和几头小猪，他进屋取了一点常喝的威士忌，这时老布列塔冲了进来，他拿走了灯芯准备做蜡烛。

此时，冈纳来了，他很不耐烦地走了进来，因为仆人们还没有出发去森林。他温和又坚定地说："如果第二天一早就需要工作的话，我已故的母亲总是会在头一天晚上就准备好所有的东西，我请求你也这样做，亲爱的艾尔莎。别忘了织布机，还剩一点布料需要织完，不要留它们在节日之后再来完成。"

艾尔莎十分生气地冲出厨房，来到织布机所在的房间，用力把门"砰"地关上，然后她扑到沙发上，哭了起来。

"不！"她尖叫，"我再也不能忍受这些苦差事了。谁会料想到冈纳娶我是为了让我成为普通的家庭主妇，把我的生活变成做苦差事呢？唉，我真倒霉！没有人能来帮帮我吗？"

"我可以。"一个声音回答道。她面前出现了一个白发男子，头戴一顶宽边帽。"不要惊慌，"男子说道，"我是来向你提供你所需要的帮助的。我叫霍伯格老人，我认识你的家人已经到了第10代和第11代了，你的家族很久以前便失去了财富，但骄傲和懒惰的习惯仍然存在。不过现在我还是会帮助你，因为你心地善良又诚实。"

他沉默了一会儿后继续说道："你抱怨自己被迫做着苦差事，

这是因为你不习惯工作，现在我将给你十个忠诚的仆人，他们会听从你的吩咐，为你服务，并努力为你完成一切任务。"

说完，霍伯格老人摇了摇斗篷，十个滑稽的小人跳了出来，开始整理房间。

"把你的手指给我。"老人命令道。

艾尔莎颤抖着伸出手，老人触摸着她的每一根手指并说道：

　　"跳出来吧，大拇指，

　　食指洗锅调咸甜，

　　中指最长像长杆，

　　无名指在手中心，

　　小指最小小滑稽。"

然后，他又命令道："各就各位。"

顷刻间，这些小仆人就消失在艾尔莎的手指间，老人也消失不见了。

年轻的艾尔莎坐着盯着自己的手看了很久，但不久她就体验到了一种想要工作的欲望。

"我还坐在这里发呆？"她有些高兴并勇敢地说道，"已经7点了，外面还有好多工作在等着我。"艾尔莎赶忙出去监督她的仆人们工作。

从那天起，艾尔莎开始认真地履行自己的工作职责，就像是跳舞时那样愉快。没有人知道发生了什么，所有人都对这突然的变化感到惊讶。然而，没有人比年轻的艾尔莎自己更加高兴和满意。对她来说，工作是一件珍贵且必要的事情。在这之后，所有事情经过她的手都会蓬勃兴旺，这也同时为她的家庭带来了财富和幸福。

手和手指

生活中我们有谁不喜欢这样的小帮手呢？这个童话故事告诉了我们什么？

首先，艾尔莎在家里的状况几乎在近百年来都还是很普遍的，在那个时代，"清洁仅次于圣洁"仍然是一种值得追求的品质；第二，灵性世界会向心地善良、诚实并需要帮助的人提供帮助；第三，家务工作仍然被认为是一门需要手甚至手指的手艺。

清洁工作仍然主要是体力劳动。在清洁和整理家的时候，双手是我们最重要的工具。人们喜欢用手触摸别人、小动物或者是自己喜欢的物品。我们的触觉在照料与建立人际关系的过程中扮演着重要的角色。有时，仅仅是一次触碰就能为事情带来转变，不论触碰是粗鲁的还是温柔的。借助双手，我们可以打击和摧毁一个人、一件事，也可以安抚、慰问、祝福人们。我永远也忘不了自己在生下儿子时，医生做的那个手势。他用左手托住孩子的左肩，同时用右手放在他的小脑袋上，做了一个保护孩子并祝福他的手势。后来，每当我儿子不开心的时候，回忆起这个手势总能安慰到我。

通过我们的手，我们与周围的人建立关系，也改变着周围的事物。当然，除了我们的双手，我们工作的态度也至关重要。我们可以意识到，在工作的时候，力量是如何通过我们的手，向外部世界提供某种东西的。奥姆拉姆·米哈伊尔·艾万霍夫这样写道：

　　　你触碰的每件东西都会留下你自己的痕迹。一个
人的身份可以通过他的指纹识别，世界上没有任何两
个指纹是完全相同的，这充分说明手可以呈现一个人
的独特之处。

　　　所有经由你双手的事物，都会充满你的光辉并传
达你生命的精髓。当你送某人礼物时，你也同时通过
礼物传递了自己的个性特征。如果你过着混乱无序的
生活，你送出的礼物也将带着你不知不觉引入的负面
信息，即便这些礼物华丽而昂贵，接受它的人也不会
从中获益。所以你自身比你所送的礼物更为重要，要
非常清楚这一点。[1]

在歌德馆的一次会议上，我走进一个房间打扫，看到黑板
上写着鲁道夫·施泰纳的话："当我们不只是用双手抓握，还用
双手去思考时，那么用双手思考就会引领我们去追随自己的业
力。"[2]我很快便在日常生活中，看到了这种相关性。

例如，我们在做饭时如果花上一点时间觉察自己的双手，就
可以发现手指从一种食材"舞动"到另一种食材时它优美的动
作，或者它精准牢固地握住勺子的样子。注意手指的流动动作，
它们可以把花排列成美丽的花束，可以做出色彩鲜艳、令人食欲
大增的美味沙拉，还可以在钢琴的琴键上跳舞，这个时候手和手
指似乎比我们自己更知道它们需要做什么。你有没有注意到一
点，我们的手指比大脑更清楚电脑的密码，如果被问及密码是什

1. Aivanhov, *Daily Meditations* 2010(Aug 19).

2. Steiner, *Man as Symphony of the Creative Word*, 1923 年 11 月 11 日的讲座，P.214.

么，我们常常还需要思考一段时间，但手指可以不加思索地就输入正确的密码。

创造秩序，可以让我们了解手势本身的重要性。我们可以了解到，手势在完成后很长一段时间效果都会持续。它所引起或有意造成的痛苦、判断和拒绝，就像它所表达的鼓励、安慰和祝福一样强烈。

一次，我在一间茶室的餐巾纸上，看到艺术家迪特·齐默尔曼[1]说过的一句有趣的话："当事物通过带着爱的双手传递，将会带来新的生命。"这和艾尔莎的童话故事里所说的有着相同的含义："所有的事情经过她的双手都会蓬勃兴旺，也同时为她的家庭带来了财富和幸福。"

如今的家务工作

现在，我们对家庭主妇和母亲的期望，以及这两个角色所代表的形象，仍然是以 19 世纪的社会状况和情境为基础，但如今跟那时的社会情况已完全不同了，可是家务工作的责任仍然通常都落在家庭主妇的肩上，尽管偶尔也会有男人做全职养育孩子的工作以及家务工作。许多家庭主妇同时也是在职工作者，家务工作常常使她们不知所措并令她们感到沮丧。这往往是许多家庭生活品质不高甚至夫妻离异的原因。

---

1. 迪特·齐默尔曼出生于 1948 年，是一位艺术家，他收集被丢弃的物品，用它们来制作物品和家具。

根据家庭的规模大小和不同的生活方式，花在购物、做饭、清洁、洗衣服和照看孩子上的时间，每周可达到 60 小时，这是一项可能导致身心非常疲惫的工作。虽然家庭生活本身并不会经常被提及，但清洁这个话题却非常"流行"，经常被媒体报道。在英国的《你的房子有多干净》这个电视节目中，阿格·麦肯齐和金·伍德本成了明星清洁达人。他们走进不同的居所，向观众展示如何打扫乱成一团的屋子。这个系列节目很受欢迎，他们的书也因此很畅销。

我们为什么要做清洁呢？孩子们总是穿着带泥的鞋走进屋，而猫每个夏天都会掉毛，我们为什么还要为那些脏衣物、水桶、扫帚而烦恼呢？当烤制蛋奶酥时，常常会粘在烤箱底部形成一层厚厚的黑色硬壳，为什么还要清洁烤箱？当淋浴间的下水道被头发堵住时，我们怎么办？我们做这些清洁工作是出于习惯，还是出于奉献，又或者因为我们都是完美主义者？难道我们都是受虐狂，或是强迫性清洁工作者？我们这样做的目的是什么，是什么促使我们一次又一次地这样做呢？

有一位女士曾告诉我，她非常讨厌吸尘和清洁工作，她只在连她的猫都难以挪步时才会去做清洁。然后，她向污垢宣战，发疯似的打扫整个房子，对付每一个角落，擦踢脚线，直至筋疲力尽躺倒在沙发上，但她心里却充满着胜利的喜悦。

清洁不仅仅意味着重新获得秩序感，甚至不仅是对干净的自然需要，这是大多数人所需要的一种生活品质，能够发挥人们的潜力。德国心理学家艾尔菲·波兹分析并评估了她的患者对于清洁工作的动机和态度。她写道："清洁可以建立愉快的内在平衡感。大多数人实际上都很喜欢清洁工作，并可以从中找到乐趣。"[1]

玛格丽特·霍斯菲尔德将清洁描述为一项带有宗教色彩的仪式，是一种"禅与清洁"的艺术。她还指出，当人们心情不好时，常常会求助于清洁工具，通过清洁来调整自己。

> 愤怒之下，木地板被擦洗干净，像是用湿抹布猛击老板的脸。用钢丝擦用力抵挡心痛的感觉，那些不公平的指责被扫到地毯下面。清洁可以让内在的混乱不堪重新变得稳定且有序。如果把我们的家打扫干净了，面对混沌世界的无力感也会得到一定程度的缓解。清洁使我们减轻了痛苦，增强了信心。[2]

清洁作为一种职业

专业的清洁人员会去许多不同的地方，也因此没有人比清洁人员更了解社会状况了。他们不仅能看到抽屉、橱柜、门后的东西，有时还能窥见客户的内心世界。他们会观察到很多，但必须要保持谨慎。

不论是在私人住宅、办公室，还是员工房间，总有人在下班前认真地清理办公桌面，以便清洁人员能正常工作。这也让我们

---

1. Porz, Elfie,*Putzen als Ausdruck seelischer Prozesse*, 在奥格斯堡大学的论文。

2. Horsfield,*Der letzte Dreck*.

这样的清洁人员知道，我们的工作是被尊重的，同时也为我们创造了更好的工作空间。有时，我们也会发现办公室里的物品太多，比如堆了太多旧报纸和杂志，它们会隐藏大量的灰尘。但是我们并不能收拾和处理这些物品，因为我们只是来清洁的，只能在有限的空间里做好清洁。

居所或办公室的情况，很大程度上反映了在那里生活和工作的人的习惯。清洁人员由此也会对他们的客户有所了解。看一看桌面、浴室，触摸一下桌子的表面，就知道我们是在和一个秩序混乱的人，或是一个强迫性洁癖的人，还是一个邋遢随意的人一起工作。虽然如此，但我们仅仅是来做好自己的工作，不是来评判或表达意见的，而且合同里也常常会写明，我们不能向他人谈论在客户这里所看到的一切。我曾经打扫过一家大公司的董事长办公室，在吸尘时我看到有一个抽屉无法正常关上。当我试着解决这个问题时，却发现抽屉里装满了空的威士忌酒瓶。作为清洁人员，我能对此说些什么吗？我又该向谁说呢？

有一批即将退休的清洁女工，现在都已经60多岁了，她们对自己的工作充满了喜悦和自豪。年轻一代的清洁人员通常不会有这样的自豪感和责任感。在我从事清洁工作的20余年里，我们的清洁团队主要由在歌德馆学习的年轻学生组成。近几年，这些年轻人的工作态度发生了变化，更具有职业道德，他们想要学习更多并为他人服务。我能感觉到，这是在朝着正确的方向进步，也是在寻求向内发展。

一位常来歌德馆的人观察到这些年轻人态度上的变化，他提到几年前来到这里时的印象：他看到这些学生拿着扫帚扫得很费劲，他们有时看起来要依靠别人。后来，他看到年轻人对工作的态度端正了许多，他们的步伐也变得轻快。他们对自己的工作充满了信心和自豪感。

无形的污染

在瑞士和德国，除了建筑工人以外，致残率最高的职业就是清洁工了。为什么这么多人会在清洁工作中受伤或是生病呢？清洁工作往往令人筋疲力尽，它是一项体力劳动，而且似乎永无止境。清洁工人常常独自工作，却很少获得感谢和称赞。清洁工作被认为是低人一等的职业，似乎也不需要专业的理论知识和专业培训。

我不认为这种高致残率仅仅来源于错误的姿势、化学烟雾、细小灰尘等。我相信主要原因是不满、孤立感、孤独感、缺乏精神层面的滋养、不被认可和缺少价值感。从长远来看，还可能会导致严重的抑郁。这听起来有点奇怪，但并不意外。有的伤害不仅仅来自可见的污垢，在房间里做过的一切都会留下痕迹，进展困难的会议、争执，甚至暴力或虐待行为都会在房间里留下不好的气氛。清洁工不得不在这样的环境中工作，这与他们的雇主没有直接的关系，清洁工们也不知道该如何保护自己，因此就暴露在这种无形的污染之下而患病。

如果一个人不能全身心地投入到工作中去，那就是在贬低自己。我们越是做不感兴趣和不喜欢的事情，越容易消耗体力和生命力。

　　很多时候，从事清洁工作的人缺乏社会的普通认可。无论我们多么喜欢干净整洁的空间，却很少有人对创造空间的人表示感谢。

　　公司曾有一位清洁女工向我抱怨，她在华德福学校工作，但人们都会忽略她，甚至从不跟她打招呼。我建议她把自己打扮得漂漂亮亮，去参加学校举行的音乐会。她按照我说的做了，她感受到人们突然对她有了不同的看法，他们看到了一位对音乐深感兴趣的迷人女士。就在第二天，一名学校的职员打电话询问我她生日是什么时候。从那次起一直到这位女士退休，她总是受到人们热情的欢迎，总会在生日那天收到美丽的鲜花。

　　如今，清洁已经成为一项技术性很强的工作，总是有新的清洁工具和清洁方法出现，清洁展览会也都聚焦在清洁技术方面。这些对于清洁公司来说固然很重要，但这并不能满足清洁人员的实际需求。除了技术培训，他们还需要人们的认可和欣赏。在很多办公楼和大礼堂，人们用机器人来清洁地板，我们不能避免社会的发展和进步，但我们需要在效率和人类的需求之间找到平衡。如果把清洁工作简化为计算清洁每平方米所需的分钟数，就会给清洁人员带来压力，导致他们的不适，甚至会带来职业伤害。如果缺少了自然而然的节奏韵律，工作也就缺少了尊严。

　　我们难道不应该以更好的方式来对待我们的清洁工吗？他们是唯一被允许进入几乎任何一个房间的人。他们发展出对整个空间的全面认知能力。根据这些工作人员是满怀着爱投入工作还是冷漠应对，会创造出完全不同的氛围，并产生不同的清洁效果。

对于一个在工作中认真而警醒的清洁工来说，他会想要知道昨天没有但今天出现的那一小摊水是从哪里来的。如果地面或桌面异常潮湿，或是洗水池边出现了钙化物，他们也会注意到，并会试图寻找原因和解决办法。一个公司的清洁工如果都以这种负责任和承担义务的态度工作，那他们与自己工作的房间将维持很好的关系，结果会导致一种很好的沟通交流。

允许清洁人员有更多的独立性，使他们更具责任感，而并不会降低清洁的效率。正如我早前说过，如果一个人在工作中找到了更深层的意义和尊严，这将使他的工作更加经济和高效，气氛会因此改变，出错率也会下降。当然，清洁工作是一项非常个体化的工作，与人的个性有关。每个人都以不同的方式打扫房间，把不同的思想和感受带入空间，通过他们的工作，会吸引来不同的存在和自然中的灵性，这些又会反过来影响房间里的氛围。

唤醒美感

多年前的一次经历给我留下了深刻的印象，并让我意识到对空间的照料可以为社会和教育工作做出积极贡献。这次经历同时也增强了我的信念，让我坚信我们永远不应低估照料环境的重要性。那次，我被要求彻底打扫少年犯的收容所，这里将要举办一个开放日活动。我被房子疏于管理所形成的肮脏状况所震惊，即使在地下室都能闻到厕所的味道。从窗户向外看，几乎什么都看不见，屋子里到处都是蜘蛛网和烟头，门上的黑色痕迹表明它经常被人用脚踢开。通往三层的楼梯间，都被人用黑色和极为浓艳的色彩涂上了最恐怖凶猛的图案。

"我想知道谁负责维护这个地方的清洁。"

"孩子们。"校长回答。

"但谁教他们如何清洁呢？"

"教职员工。"

然后，我想知道是否有工作人员自行打扫的区域，校长带着我去看了值班人员所使用的宿舍。当然，这里也好不到哪儿去。我如实地将自己的感受告诉了校长，他很生气，想知道我是否还想要这份工作。我说我很想做这件事，但不是和我自己的员工一起做，我需要和孩子们以及这里的工作人员一起打扫房间，我会带上所有的清洁工具和材料。我的提议完全超出了院长的预料，他回复我必须先与理事会协商，因为以前从未这样做过。于是我又提出，所需的打扫费用只需之前报价的 1/4。就这样，不到一个小时，院长就回复我说完全可以按照我的提议来办。

当他告诉我可以开始这份工作后，我却陷入了恐慌。我完全没有与青少年打交道的经验，当时我自己的孩子分别是 7 岁和 3 岁，我也从未见过涉及犯罪活动的青少年，而现在，我将要和十个少年犯一起工作。于是，我要求去见见这些孩子，并提前知道他们的名字。就这样，我被安排在早餐时间见了十个 13 岁到 17 岁的男孩。

接下来，我有 12 天的时间用来做准备。父亲曾建议我，作为一位母亲，当找不到方法解决孩子的问题时，我应该去找他们的守护天使，他们会比我更清楚孩子们真正需要的是什么。所以，我开始尝试和这些青少年的守护天使建立连接。每天晚上睡觉前，我在心里把这些孩子们排成一排，轻声呼唤他们的名字，请出他们的守护天使。我想这是我和他们建立连接的最好途径。

每到周末，这十个孩子中会有五个回家和家人共度周末，因此我的工作计划需要安排在两个周末进行。我们一起清洗窗户、暖气片、灯、门、地板、淋浴间和厕所。他们总是一开始就想把所有地方都打扫干净，他们主动将墙壁和衣柜上的海报、贴纸撕掉。一个男孩想要彻底清理他的床，他把床完全拆开，在拆的过程中，他发现床底下塞了一堆衣服，显然这些衣服已经被他遗忘了。另一个男孩想向我学习如何"环保"地为他的立体声音响做清洁。在工作的过程中，他们不能没有音乐，有的音乐在我听来，就像是一列高速火车和一挺机关枪所发出的混合杂音。但选择这个音乐的男孩告诉我，这声音让他充满了能量，尽管我丝毫也感受不到。他想知道我喜欢听什么，我告诉他我在他这个年龄时经常听一些 20 世纪 60 年代的歌曲。不一会儿，我突然听到凯特·史蒂文斯的《破晓时分》，与先前的噪音相比，这就像是换了一首交响乐曲。我甚至说服了这个男孩，他搭配《破晓时分》的音乐节奏来擦窗户，会比搭配之前听到的"咚咚、咚咚、咚咚"的声音要容易得多。

开始总是很艰苦，但很快房子里就充满了欢声笑语，这个美妙的工作氛围帮助我们成功地完成了很多清洁工作。

当第二个周末我又一次来到这里时，遇到了更美妙的事情。之前和我一起打扫屋子的五个男孩，把自己的零花钱凑在一起买了白色墙漆，并从上到下将楼梯间粉刷了一遍。但是他们并没有就此罢休，又一次开始在墙上作画，墙面上满是充满天真童趣的图案：一栋有着绿色的门、粉色窗帘、冒着炊烟的房子；一些树木，树上挂满了红苹果和红樱桃，还有水仙花和郁金香；画中的孩子在灿烂的阳光下放风筝，还可以看见鸟和蝴蝶，有小蜗牛在草丛中爬行。

通过体验共同打扫房屋这样的集体活动，在这些孩子们的内心唤醒了一种他们可能从未意识到的东西，那就是，对健康世界中的美与和谐的渴望。

治疗教育和社会治疗

在从事治疗教育工作时，照顾那些被忽视、遭受虐待，或是精神、心智方面有缺陷的孩子，清洁和秩序是非常重要的。在针对身心有障碍的成年人的社会治疗环境中也是一样的。当孩子们处于混乱的环境中，当他们得不到好好照顾时，他们如何能健康地成长？在社会治疗中，为那些有特殊需要或严重残疾的成年人提供一个受照顾的良好环境，也是必不可少的。有些人会因为他们习惯的秩序被打乱而变得一反常态，甚至失去控制。这些人没有办法或是没有足够的勇气表达自己的感受，但这并不意味着他们对环境无知无觉。

通常会有很多实习生、从事社区服务的工作人员、得到资深认证的护理人员来负责这些机构的清洁工作。如果在那里工作的每一个人都能改善自己的觉察力，注意到哪里还有不足并解决它们，那么即便不是专业的清洁工作者，也会完成得很好。

我经常和一些在人智学机构工作和生活的年轻人交谈与合作，他们中的许多人来这里是因为他们觉得有必要成为一个有用的人，想要为他人服务；另一些人是想来学习一门新的语言；还有一些人是因为他们需要成为家庭的一部分，学习父母没有教给他们的东西。

这些年轻人告诉我，他们的职责就是照顾住在这里的人，关心他们的健康。一个良好的环境非常重要，并且有助于人们的健康，因此，照料生活空间也就等于照顾生活空间里的每一个人，家就像是我们身体的延伸。

依据我自己的经验，大多数年轻人对新的想法和观点都会持开放的态度，而我们只需要让他们注意到有这些理念和想法。他们刚来时，没有任何清洁和照料的实践经验。他们不知道如何清洗马桶、浴缸，也不知道要使用什么清洁产品和工具。对于房屋的负责人来说，向新来的人介绍他们要完成的所有任务会相当累，需要很多的耐心。当然如果能够做到在这些年轻人刚来时，就讲解清楚清洁和照料这一主题，则是最好的。

由于清洁的标准各不相同，这可能会导致社群内部关系的紧张，那么从一开始就将这个问题讲解清楚，会使事情变得更加容易。要告诉所有人：在这所房子里，我们需要保持一个清晰的标准。有时，新来者不知道如何达到和保持这一标准，这就需要耐心的解释和实际的演示，这时再谈谈清洁的深层含义也许会很有帮助。

我在这样的居住型社会治疗机构中工作过，这丰富了我的生活，让我积累了更加丰富的工作经验。

在美国的一次巡回演讲中，一位住在社区疗愈机构的年轻女孩问我，是否能帮助她整理房间。我们一起来到她的房子，这里看起来像是刚刚被重磅炸弹袭击过一样，地板上连一寸空余的空间都没有了，大大的行李箱敞开着，里面混着干净的衣服和脏衣服。床铺没有整理，房间里弥漫着一股难闻的气味。这位肥胖的年轻女孩完全不知所措，因为她从来没有离开过家，也不会做任何家务活。更重要的是，她非常思念自己原来的家。

我们从整理她的衣服开始，先将脏衣服放入篮子，干净衣服叠整齐放入衣柜。我们把大行李箱收起来，让房间有更多的空间。然后我们开始收拾地板上的其他东西，垃圾装满了两个大大的垃圾袋，包括空瓶子、干花、剩菜剩饭等。三个月来的第一次，她的床铺上了新的床单。然后，我们擦窗户，用布擦拭整个房间的灰尘，最后清理地板。只不过花了一个多小时，不仅房间焕然一新，就连这个年轻的女孩，看起来都和之前不一样了，她站得笔直，眼睛里闪闪发光。

我建议她不要在卧室里换衣服，而是在浴室里换，这样换下来的衣服可以直接放在浴室的洗衣篮里。在晚上睡觉前，要仔细检查房间，并问问自己，此时的房间是否看起来像她希望的那样。

通过这一次经历，我意识到，对于家长来说，能够好好地照顾年轻的孩子，或是教会他们照顾自己是多么的重要。六个月后，我收到了来自这位年轻女孩的母亲的来信，信中告诉我，这个孩子不仅使房间保持了整洁，而且她的体重也减轻了 12 公斤。

当然，也会有这样的情况发生，比如房子的管理者面对这种情况完全不知所措，而社区中的其他人却浑然不知。所以，在这种环境下工作的每个人都应该学着观察自己的同事、同伴，留意是否有人突然变得沉默寡言、孤僻，或者总是找借口不愿接待客人。

对于有特殊需要的成年人，我们要支持和教会他们做家务。要发现他们的优势所在，并让他们专注于这些优势，这通常也是能带来帮助的。有的人喜欢洗碗，有的人喜欢扫地拖地，有的人喜欢让房间保持整洁的秩序，甚至有的人喜欢清洗浴缸。教会他们往往需要很多的时间和耐心，但如果他们学会做好某件事，他们也就获得了新的技能，这样会令他们感受到尊重，社区也能从中受益。

我曾经观察到一个年轻人在晚饭后擦桌子，却有很多残羹剩饭和面包屑落在了地板上，桌面仍然有污渍，角落也没有被清洁到。当他完成时，一位年轻的实习生从他手中拿走了抹布并对他说："谢谢，约翰，你做得很好。"

"那并不是事实。"我和实习生说。

实习生说："我不能够伤害他，他没办法做得更好了。"

我询问实习生，是否曾经试着教过他如何才能做得更好，这位实习生承认，她从未想过这一点。然后我给约翰打电话，问他愿不愿意让我教他怎样把桌子擦干净，约翰非常乐意。然后，我温柔且坚定地、精确有序地一步一步向他展示如何清洁桌面。他尝试着像我一样去做，在我纠正了他的一些动作后，他已经能够把桌面擦干净了。

"约翰，现在的你做得真的很好！"我说完，他骄傲地笑了。

从那以后，听说他一直都做得很好。虽然在家里他其他事情做得不多，但是他已经能够擦干净所有的桌子和其他平面了，还有窗户也擦得一样干净。

在我教保罗如何清洗卧室里的洗面池时，我也有类似的经历。他和另一个年轻人艾伯特住在同一个房间，洗面池里有许多牙膏的干斑、钙化的斑点和一些头发。我教他该如何做，这时他的室友艾伯特也密切地关注着我们。但是不管我怎么表达和示范，保罗都不明白我的意思，在他多次尝试后，洗面池看起来没有发生任何变化。

不一会儿，艾伯特说："让我来清洁洗面池吧，保罗喜欢打扫灰尘，我不喜欢。"

果然，艾伯特学得很快，也做得很好。然后我又教保罗如何打扫灰尘，他花了很多时间，做了大量重复的动作，才理解了我的意思。最后他沿着房间墙壁从一个区域到另一个区域，再打扫剩下的区域，这样便能够彻底地打扫干净每件家具上的灰尘，这看起来像是一个系统工程。（我也按照这样的打扫顺序指导我的员工，从门口开始，沿着外围向左或向右，从上到下打扫每件物品和家具上的灰尘。）

四年后，我再次去保罗所在的那个社区，一位家长告诉我，保罗已经成为这个社区的除尘专家。他现在会挨家挨户地进行打扫，每隔一天便会到不同的房子工作。他很自豪，也很乐意将自己的新技能用于为整个社区服务。

暑假期间，很多人都离开社区回到自己家中，我的公司被邀请彻底地打扫治疗社区的房子。当我在一间很大的房间里打扫时，发现厕所中有一种奇怪的气味。不知怎的，我能感觉到一种强烈的阻力，并充满敌意。我为同事安排好各自的清洁工作后，决定自己来处理这个厕所。

厕所里的四面墙，以及地板和天花板都铺了瓷砖，门上涂了一层厚厚的油漆。洗面池的水龙头上连着淋浴头。我开始工作，又一次感受到之前的那股强烈的阻力。我从最顶部开始，密切关注打扫的每一个区域。当我打扫到膝盖以下的区域时，我跪下来完成剩下的工作。这个空间不到一平方米，但是我花了6个多小时来清洁它，直到我感觉到阻力已经被克服掉。

大约三周后，我遇到了这个社区的一名工作人员，问她这间厕所有什么故事。她告诉我，这间厕所只供一个17岁的自闭症女孩使用。每天她都用自己的粪便涂抹墙壁，每当发生这种情况，工作人员都得用淋浴头把墙和她本人冲洗干净。这位工作人员思考了一会儿，又说道："既然你问我这件事，我们注意到，暑假回来后，这个女孩大约有十天没有弄脏墙壁，但是后来又开始了。"

我被这个信息感动了，我很清楚，照顾这些特殊孩子的空间需要重复再重复，仅仅做一次是不够的。就像植物需要定期浇水一样，这样的空间也需要得到认真的定期照料。

一次，我在英国一所学校的研讨会上讲述了这个故事。很多来自邻近社区治疗机构的工作人员对我的故事很感兴趣，他们问我是否将来也可以去参观他们的学校。三年后，我终于去了那里，参加我工作坊的朋友告诉了我下面这个故事。

　　他们照顾的一个自闭症男孩有一个习惯，就是每天用粪便涂抹他的卧室。他们尝试过很多方法去阻止他，但都没有成功。他们与孩子的父母也讨论过此事，还和负责治疗孩子的医生沟通过，并试图在他们打扫房间时让孩子一起参与进来，但都没有任何改变。在参加了工作坊之后，他们在清洁时改变了态度，并试图改造房间。这种情况需要花很长的时间才能得到改善，但现在，也就是三年后，他们告诉我，这个男孩已经很少弄脏自己的房间了，只是偶尔当他父母在假期之后带他回来的时候还会发生。

　　还有一次，我被邀请到一个社区治疗中心，指导这里所有的成员做清洁工作，包括需要特殊照顾的人。我注意到一个年轻人非常焦躁不安，声音很大，同时需要有两个人陪护。原来，这个16 岁的自闭症男孩常常不睡觉，并且有伤害自己和他人的倾向。因此，他一天 24 小时必须有两个人陪着。由于医生们注意到，伴随药物的作用，这些症状会更频繁地发生，于是社区的医务人员并不想给这位年轻人使用镇静剂。

　　在我去打扫他房间的那天，他已经整整三天两夜没有睡觉了。我站在门口，看向他的房间，感觉到了以前曾经遇到过的强烈阻力。我注意到在他的床底下有一种奇怪的灰尘，这和我以前遇到的情况都不太一样。这里的灰尘似乎很深、很厚，而且不知何故非常活泼，就像能移动一样。当每个人都开始忙于各自的清洁工作时，我开始打扫他的房间。

　　我用湿布擦了天花板、墙壁和所有的家具。我擦完了窗户，小心地用吸尘器吸走他床下的灰尘。我在水中加入了几滴玫瑰精油，跪下来，拿起一块布，非常从容并以一定的节奏擦地板。我四肢着地，慢慢地向门口挪动，花了几分钟清除掉门上的最后一点污垢。我心想，现在这个房间已经没有阻力了，而是充满了光。就在这时，人们大叫起来呼喊"注意"，门被砰的一声关上，物品散落到地面。这个男孩设法摆脱了他的监护人，冲进房间，脱下靴子把它们扔在墙上。这一切都发生得如此突然，以至于他从我身上跳过的时候，我正趴在他房间的地板上做清洁。然后他重重地扑倒在床上，双手交叉放在胸前，几秒钟后就睡着了。他一睡就是 22 个小时，一动也没动。他似乎已经能在这个房间里找到安宁了，因为这个房间已经被认真彻底地打扫干净了。

　　在这些治疗机构里，总是会有很多不同的限制、规章和条例，使得这里的工作人员不得不应对日益增加的行政管理工作，但是很重要的是，不要忽视对生活和工作空间的照料。当居住在这里的人们因居住条件的改善，使彼此之间的关系更加融洽时，我们在这些空间所投入的照料也得到了充分的回报。

　　被细心照料的房子会有一种健康的氛围。每当我注意到这些治疗社区中有一个倍受关照的家庭，我就知道最困难最需要治疗的人就住在这所房子里。在另一所房子里照顾他们看起来似乎是根本不可能的。

问题与回答

💧 **为什么当我请丈夫和孩子帮忙做家务时，他们总是不愿意帮我？能解释一下原因吗？**

　　当你感到沮丧、不满或愤怒时，不要向你的孩子或伴侣提出任何请求。最好是在你平静的时候提出，这时你会得到更积极的回应。

　　我们都知道，如果在很长一段时间里，我们对那些让自己烦恼的东西避而不谈，最终会发生什么呢？那就是，当某天发生一件小事时，我们压抑的情绪、沮丧和愤怒就会以一种破坏性的方式爆发出来。不幸遇上这一切的人，完全不知道发生了什么，他们会进行防御性的保护，这最终对我们一点帮助也没有。明智的做法是在我们平静的时候，或当事情第一时间发生时，就把想说的说出来。

💧 **但是我发现通常都不会有太大的改变，如何才能实现更持久的变化？**

　　在家里或是办公室，试着认真地去照料每一样物品。例如，捡起一块小小的垃圾。带着意识，努力地采取这一简单的行为，也是会产生效果的。不断尝试，相信你身边的人的态度会有所转变。你虽然不能改变他们，但是你可以激励、启发他们，使他们自己做出改变。

🜄 如何向和你一起工作的人解释你与房间沟通这件事？

当我在公司或是工作的地方指导员工时，我会说一些这方面的情况，但我不会强迫他们去接受。我们需要对这些问题保持开放的态度。在歌德馆工作时，熟悉我的朋友也会向我提出这样的问题。最初在歌德馆工作时，大多数人来工作只是因为需要赚钱，但是几年后，想和我一起工作的人虽然仍需要赚钱，但他们想更多地了解我的工作方式。这也使得一切变得更加容易了。

我现在工作的一间诊所，让我有了完全不同的经历。这个清洁团队中有 16 位女士从未听说过我，也没有想过要改变，然后我来了。诊所的管理层想要我介绍自己的工作方式，因为诊所希望在治疗病人的过程中，清洁房间也能成为治疗工作的一个组成部分。我很努力地想办法教他们用不同的方式做事，但他们似乎不太明白这其中的原因，有些人在那里工作了 30 多年，对于可能发生的变化不感兴趣。然而，现在过去 14 个月了，我注意到有一点点变化了。

🜄 为什么从来没有人因为我所做的家务而感谢我或者称赞我？

当一切顺利的时候，我们的伴侣和孩子认为拥有一个美好的家是理所当然的。当然，受到表扬是件很美好的事，但这不应成为我们工作的理由。

我的一个朋友彻底打扫了他们家的厨房，并且非常开心和投入地工作了一整天。第二天早上，她丈夫走进厨房吃早餐时，却指出窗户很脏。她感觉深深地受伤了，因为她没能擦干净窗户的唯一原因是，当她想擦窗户的时候，天已经黑了。但实际上，她丈夫的话是一种隐藏的赞美。当整个厨房很脏的时候，他不会注意到窗户，但是现在，当其他东西都闪闪发光的时候，那个窗户就显得格外突出了。

💧 我很幸运，能够成为两个孩子的母亲，并且全职在家照顾他们。我很希望得到丈夫的感激和认可。但对他来说，我所做的一切都是完全正常的。我不明白为什么他不能主动帮我承担一些家务？

　　我的答案或许不适合每一个人的情况，但是我想问你，你会帮他工作吗？还是你认为他工作养家、你全职在家是很自然的事？你和他谈论过这件事吗？你希望他以什么样的方式帮助你？明确地向对方表达需要很重要，因为他可能并不知道你希望他帮助你。

💧 我总是惊讶于我们诊所食堂的桌子脏得有多快，人们把剩菜和其他东西扔在那里，每次休息过后，我都需要花很多时间来清理，有什么方法可以改善这个情况吗？

　　也许你可以试试铺上一块漂亮的桌布，再摆上一些插花。以我的经验表明，人们会出于本能尊重和爱惜美好的事物。这样做会让人们增强意识，能够激励人们用更好的方式来处理物品和丢弃物品。

🌢 你是如何按照自己的方式去清洁和照料每一个地方的?

　　我只是努力与房间以及房间里的物品保持紧密的联系，我观察周围的一切，也观察我自己。清洁和照料的工作，可以帮助我们发展自己的感知能力，如果我用蒙眬的眼睛观察房间，是没有办法用正确的方式将房间打扫干净的。很多房间打扫得不好，是因为人们并不真正明白需要做什么。

🌢 你相信人们能够感知到你的那种特别的态度吗? 这会对那些感知到它的人有影响吗?

　　在我做清洁的时候，我不会去看自己的动作，但是有人曾告诉我，我的动作姿势中带着一种虔诚，即使只是在那里看着我工作，似乎就会对人们和房间产生影响。我自己无法判断此事。一位女士曾告诉我，她从未见过我，但就在三年前我改变了她的生活。她的丈夫当时去参加了一个我的工作坊，回到家里，他讲了我是如何做清洁的。从那天起，她的家发生了很大的变化。

🌢 你的工作坊和讲座与其他人的有何不同?

　　我并不清楚，你觉得有什么不同呢? 我每年都会在大学举办研讨会，主要是为一些女性朋友举办。她们之前与家人共度了一段时间，后来想要重新回归职场从事自己以前的工作。邀请我的朋友告诉我，常有一些知名人士来讲课，但结束时往往让这些女士们非常沮丧。她们不可能再读另一本书了，而且标准实在太高了。在我讲完课后，她们则觉得已经没必要再去多读一本书了，她们常常迫不及待地想回家尝试，并且一般都会有立竿见影的效果。不只是女性对这些问题感兴趣，还有很多男士也来参加我的工作坊。

💧 **你是否相信人们可以在日常的家务工作中找到他们从未曾想过会发现的灵性？或者，你如何解释人们对你谈论清洁工作的方式产生的兴趣？**

人们乐于寻找真实存在的、他们能够做到的事情。打扫卫生时，有很多机会可以做一些小练习，并可以有规律地去重复这些练习。每天我们都可以带着觉察和承诺，一遍又一遍地这样做。一些很简单的事情，比如每天晚上睡前洗脸和清洗洗面池，也可以让你走上一条灵性之路。当你早上起床，看到一个前一晚没有留下污垢和头发、闪闪发光的洗面池，那是一种非常美妙的感觉。

💧 **能告诉我们房间里曾经发生的活动是如何影响房间氛围的吗？医院、学校、客厅或办公室的氛围在您看来有何差异？**

我在歌德馆工作不久后，发现了一些非常有趣的事情。那是一个大型会议中心，每年都有许多不同的专业会议在那里举行。起初我不知道这些会议的主题，但后来我每天早上 6 点开始工作，一走进厕所，我就能知道当时正在举行什么会议。

每一种职业都有自己的特质，我能够从打扫的厕所中感知到其中的特质。我会留意到一些细微的事情，比如当一卷卫生纸用完时，人们怎么处理硬纸筒。它们是被放在固定装置上了？还是被扔进了垃圾桶？或是被放在窗台上？又或是直接被扔到地板上？而在另一次会议期间，我看到洗面池周围的地板上溅满了水，咖啡杯被扔得到处都是。

让我好奇的是，在一个卧床不起、濒临死亡的患者房间里，一天所产生的灰尘比一个有 30 个孩子整天玩耍的幼儿园教室还多。患者病情不同，每个房间里的灰尘也不同。

有的工作场所和办公室过于温馨，摆满了小摆设、照片或花盆。有的人甚至还在办公室存放个人物品，也许是由于家里已经没有空间了，但所有这些都会对办公室氛围造成影响。（人们可以试着从清洁人员的角度来看待他们的工作场所。）幸运的是，总有一些人在离开办公室和办公桌前维持整洁，这让我们更容易做好工作。办公室的状况也能告诉你在这里面工作的人是否重视干净整洁。

● 你讲了这么多故事，难道不能直接回答问题吗？

每当人们向我提问时，我总会联想起我的一些经历。然后我把这些经历与问题联系起来，提问者通常可以马上找到这些故事与问题之间的关系，这比理智的解释和见解更有帮助。

● 为什么这么多人不愿意整理床铺？

下次起床时，你仔细看看你的床。我们并不是因为铺床很累而懒于整理，而是因为当我们看着床的时候，心中映射出的景象常常让我们不愿意去整理。我们的床和我们有着密切的联系，映射出我们在夜晚时的经历。前一天晚上，你躺在床上是什么情形？你辗转反侧难以入眠时，是哪些想法困扰着你？当你上床时，你是生气、担心，还是不满、不开心？你整晚都在哭泣吗？

有时你起床后想把一切都抛在脑后，有时你会撤掉旧床单，铺上新床单，哪怕你在一两天前刚做过同样的事情。有时你想把枕头、被褥搂在你的怀里，靠近你的心脏，闻到和你共度良宵的那个人所留下的余香。所有的这一切都会影响你对床铺的行为。当然，也有很多人，起床之后一点想法也没有，直接就把床铺整理好。

● 为什么在自己的工作场所比在家里更容易清理并建立秩序？

在工作中，你对自己所看到的更客观；在家里，你要面对的是你自己和家人。当你发现自己想做的事情还没有做时，常常会责备自己，甚至会感到沮丧和不称职，一想到明天同样的事情还会再次发生，就更令人沮丧了。

● 为什么袜子总是不见了？

对此，我有自己的理论，是洗衣机把袜子给吃了。

● 刚才提到专业的清洁人员必须处理的无形污垢，这个说法也适用于私人住宅吗？

很不幸，确实是这样的。争吵、不耐烦、嫉妒、愤怒、怀疑、批评，这些我们所有的情绪和所作所为都会在房间里留下痕迹。有时人们筋疲力尽地回到家，脱掉衣服，将它们丢在卧室的地板上。到底是什么让人们感觉如此疲惫？是因为需要在会议上做出艰难的决定吗？是有人伤害了你，让你生气了吗？所有这些情绪都附在了躺在地板上的衣服之中。你是否还想睡在那个房间里？有些人在卧室里放一张办公桌，上面堆满了未完成的事情，你会发现他们早上醒来时仍会感觉很累。

厨房里的脏盘子、客厅里的空啤酒瓶、浴室地板上的湿毛巾，所有这些都会影响到第二天房间里的氛围，同时影响着你开启新一天的方式。你是想面对昨天未完成的事情，还是想重新开始？不同的早晨是如何影响你接下来的一天呢？

◗ **你刚才谈到做一件事，还没有做完就放在一边了，可以再多解释一下这种情况吗？**

重要的是，每个人都应该发现自己的需求，并找到创造他们想要的日常生活的条件。每个人都必须根据他们认为适合自己的情况，让他们的主动性来指导他们采取必须采取的步骤，做出必须做出的决定。

我们总是想做很多事情，却没有真正进行思考。我们把东西到处乱放，门和抽屉打开却忘记关，或者顺手拿走一支并不属于自己的签字笔。有时，我们对自己的行为感到不太对劲，就像把脏盘子丢在那里不洗一样。有时，我们还会谈论一些与我们自己无关的事情，带着没有理由的评判。

重复做着这些我们其实心不在焉的事情，会在我们的灵魂中留下痕迹，这些痕迹最终会使我们情绪低落、暴躁易怒或不满。长此以往，还会影响我们的身体健康。真诚的反省，有改变的意愿，并有毅力坚持去做，能使我们将一个想法转变成一个理想，并赋予我们行动的力量。这样会慢慢引导我们认识到感知与道德之间的联系，思考与责任感之间的联系。

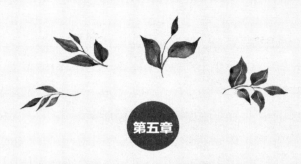

第五章

日常生活中的灵性

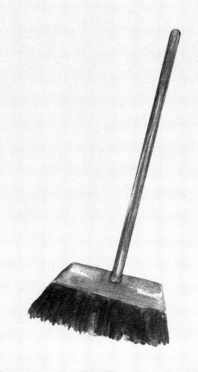

赫斯提亚

希腊女神赫斯提亚是克洛诺斯和瑞亚的女儿，宙斯给予她永恒的童贞，并赋予她守护家园的光荣任务。

有趣的是，人们没有为女神赫斯提亚设立专门的祭祀中心，也几乎没有她的雕塑或者画作留下来（除了在雅典花瓶的一些彩绘画中出现过）。很多时候，人们用一盏永不熄灭的灯来象征她。

壁炉是家庭生活的神圣中心，女神赫斯提亚是它的守护神，并赐予家庭幸福和祝福。赫斯提亚非常受平民百姓的崇拜，人们认为是她让房子里充满了和谐与安宁，她所散发出的温暖，使一间房子成为一个温暖的家。

赫斯提亚为人们带来和谐，她的神圣职责让人们如此受益，她不需要表扬也不需要感激。有的习俗和仪式因她而设立，例如新生儿出生五天后将被带到壁炉旁举行仪式，这之后会举办一场宴席，庆祝这个孩子来到这个家庭，并祝福孩子成为家庭中完整且有价值的一员。赫斯提亚的火焰永远不会熄灭，每当人们建立一个新的定居之所，就会把火焰从旧的村庄带到新的居所。

作为照看壁炉的女神，赫斯提亚也以好客闻名。当陌生人来家里拜访并寻求庇护时，若把这个人拒之门外，则被认为是对赫斯提亚的不敬。信奉她的人有义务为任何需要帮助的人提供歇脚的地方和食物。并且人们还强调，被施予庇护的女性客人不能受到侵犯，否则也是对女神赫斯提亚的严重冒犯。

日常生活中的宗教因素

如今许多人已不再信奉宗教。但是，如果我们在日常的行为中发现一些神圣的元素，家庭和社会都会因此受益。家务劳动和清洁工作，都给予我们练习崇敬和奉献自己的机会。我们可以去想象我们的食物来自哪里，想象胡萝卜的生长过程，一勺蜂蜜从何而来，去想象这其中可能发生的一切。餐前感恩和祝福，是表达我们对周围世界的崇敬。在土耳其，人们用一句简短美妙的话语问候准备食物的人，他们会说："愿你的双手永葆健康。"这创造了一种感恩的氛围。

以神圣的态度对待日常琐事并不是什么新鲜事，只需要重新去发现这样的传统。在阿维拉的圣特蕾莎修女（1515–1582）的祈祷文中，可以找到很好的例子。

锅碗瓢盆的主人

我没有时间做圣人，整夜守候取悦你。

让我成为一个准备食物和洗碗的圣人。

祈祷时间将结束，直到我晚饭后洗完碗。

锅碗瓢盆的主人，求你了，不是为你赢得灵魂，

当我看到咖啡渣和烧焦的蔬菜锅时，我感到疲惫。

提醒我所有我容易忘记的事情。

不仅是为了拯救我的双脚，

我献上丰盛的筵席，当作祷告。

在日常生活中，我们能看到许多书籍和文章都谈论有关灵性的主题内容，这种态度正在得到越来越多人的认可。下面这篇18 世纪早期的祈祷文也涵盖了同样的主题。

灵丹妙药

我的上帝和国王，请教导我，
在你所能看到的一切中，
我所做的任何事情，
都是为了你。

一个注视着玻璃的人，
他的目光停留在玻璃上。
或者，如果他愿意的话，
他的目光会穿过玻璃，看见苍穹。

一切都可以分享，
没有什么能如此吝啬，
使用这种药酊（为了你的缘故），
不会变得明亮干净。

仆人因拥有这种条件，
使苦差事变得神圣；
依照你的法则打扫房间的人，

让这一切都变得美好。

这就是那著名的石头，
可点石成金，
因上帝的碰触及占有，
不可诉说。[1]

  正念和奉献的行为也是佛教修行中的重要组成部分。在一些其他的宗教文化中，也能看到类似的努力，将日常生活提升到更高的层面。在纪伯伦的《先知》中也提到，带着爱去工作很重要。

你的劳作是为了跟上大地和大地灵魂的步伐。
懒惰就会错过四季，踏出生命的行列，
这队列正以庄严和骄傲的方式走向无限的未来。
当你劳作的时候，你是一支长笛，
时间的窃窃私语透过它的心变成了音乐。
当万物齐声歌唱，你们谁愿做沉默寡言的芦苇？
总是有人告诉你，工作是一种诅咒，劳动是一种不幸。
但是我告诉你，当你劳作的时候，
你正在完成一部分尘世间最远大的梦想，
这个梦想从你出生时就已给予了你。
在努力劳动的过程中，你就是在热爱生命。

---

1. George Herbert (1593 - 1633), from *The Temple*.

通过劳动来热爱生命，就是亲近生命最深处的秘密。

但如果你在痛苦中称出生为苦恼，

而肉身的支撑是写在你额头上的诅咒，

那么我回答说，除了你额头上的汗水，

什么也洗不掉写在你额头上的东西。

也有人告诉你们生命是黑暗的，

在你们的疲倦中，你们附和着疲倦者所说的话。

我说，生命的确是黑暗的，除非有强烈的欲望。

所有的欲望都是盲目的，除非有知识。

所有的知识都是徒然的，除非有劳作。

所有的劳作都是空虚的，除非有爱。

当你带着爱去劳作时，

你会把自己束缚在自己身上、他人身上，以及上帝身上。

带着爱劳作是什么？

是将你自己的精神气息注入你所掌控的一切事物。

而且知道所有受到祝福的逝者都站在你身边看着你。

劳作使爱变得清晰可见。

　　是什么把工作转化为奉献的行为？如何把工作转变成圣礼？这又意味着什么？通过仪式将精神与物质联系起来，我们所做的一切都可以成为一种奉献，一种对人类的服务，一种对更高世界的服务。无论我们身在何处、做什么，与人合作还是与大自然合作，怀着崇敬的工作态度让我们充满了力量，并且可以产生疗愈效果，就像受到祝福一样。

　　有了这样的态度，我们可以获得力量，也可以给予他人力量。我曾参加过一个关于生物动力堆肥制剂的课程。农夫告诉我们，大自然中的所有组成部分——矿物、植物和动物，都是堆肥的杰出贡献者。并且，人类以精神和思想来滋养它，在花园里、田野上，在搅拌和施洒的过程中滋润着这些土壤。我看到有位农夫一大早就有节奏地、和谐地在他的作物上开展工作，这就像见证了一个神圣的仪式。

　　对小事的奉献也是我们灵性发展的一部分。我们可以学着臣服于正在做的事情，臣服于所关注的对象。大多数事情都是为人类的需要所服务的，我们通过关照这些事物来为人类服务。当我们想特别关照一个房间或物品时，我们必须准确地感知它。例如，仔细看看一架大钢琴的腿或一件雕刻精美的家具，你有没有意识到要擦拭多少不同的表面、边缘和装饰物？当我们对自己所面对的事物感兴趣，我们能发现很多令人惊奇的内容。

　　在和他人一起工作时，我们可以试着理解他人，带着同理的爱而不是评判去面对他人。如果我们想帮助一个已经失去创造秩序能力的人，那么首先去关注这个人周围的一切，这样可以帮助我们理解他的这种情况是如何而来。能够在这种情况下去帮助别人，可以让我们充满感激之情，而这又会给我们带来快乐和健康。

　　有一个保加利亚的童话故事讲一个仙女既不会照料房子也不会照顾孩子。里面有一句话吸引了我的注意，尽管很多人读时都会忽略过去。一个年轻的牧羊人看到三个林间仙女在湖里游泳，在斯拉夫民间传说里，这样的仙女被称为萨莫迪亚。游完泳后，她们穿上自己的仙女衣服飞走了。当仙女们第二次来游泳的时候，他把其中一件衣服藏了起来，这样他就能够带一个仙女回家做妻子。仙女一再警告他说，我既不会照料房子也不会照顾孩子。然后就是这句话吸引了我："在这之后，牧羊人的母亲接纳了仙女，仙女便重新振作起来，开始整理屋子，她的出现让整个家散发着光芒。母亲和儿子都充满了快乐，似乎没有人比他们更幸福了。"在这里，不知道你是否注意到，仙女作为一个凡人的第一件事也是照料房子，并让它充满光明。

　　在早期，许多地方有一种习俗，当母亲一大早起床在壁炉里生火时，她会说一句祝福的话。亚历山大·卡迈克尔（1832–1912）写下并翻译了他在苏格兰高地和岛屿上听到的祈祷和祝福语。下面是他在北尤伊斯特岛听到一位佃农的妻子在背诵这些话语：

> 今天早上我会生火，
> 在天堂神圣的天使面前，
> 在最可爱的亚列天使（Ariel）面前，
> 在魅力无穷的乌列天使（Uriel）面前，
> 没有恶意，没有猜忌，没有戒备，没有恐惧，
> 日光之下毫无畏惧，但上帝的圣子会来庇护我。[1]

　　鲁道夫·施泰纳谈论爱的方式也给我留下了深刻的印象：

> 我们的存在归功于过去的爱的行为。这些爱的行

---

1. Carmichael, *Carmina Gadelica*, No 82, p.93.

为赋予了我们力量，这种力量是衡量我们对过去背负的巨额债务的一种标准，而我们在任何时候能够带来的任何爱，都是对我们的存在所欠债务的偿还。

让我们用下面的方式来思考爱在世界上的意义和影响。爱总是提醒我们过去所欠下的债，因为我们偿还这些债对我们的未来没有任何好处，我们爱的行为也不会给我们自己带来利益。我们必须把我们自己的爱留在这个世界上，它们是世界上诸事发生的一个精神因素。我们完善了我们自己，不是通过我们爱的行为，而是通过不同性格创造的行为，然而，世界因我们的爱而更加丰富。爱是世界上的创造力。[1]

在一位重度残疾的年轻人家中，我体验过一次真正的精神行为的典范。在一次会议中，我注意到一位女士，她的正直和冷静给我留下了深刻的印象。我以为她是一名治疗师，但我被告知，她是在这位残疾青年家里工作了 20 多年的清洁工。在这个房子里，住着五个 12 岁到 17 岁的男孩。有一次，一个午后会议要求所有的工作人员都留下参加，一位年轻的实习生来接这些男孩们去参加工作坊。就在她到达时，其中一个男孩癫痫发作了，其他男孩都以不同的方式惊慌起来，现场一片混乱，没有经验的实习生不知所措。这时，那位清洁女工手里拿着抹布出现在门口，她什么也没说，只是弯下腰，开始慢慢地擦拭踢脚线的灰尘，沿着房间的外围慢慢移动。她走得越远，那些男孩们就越平静，直到

1. Steiner, *Love and its Meaning in the World*, 1912 年 12 月 17 日的讲座，PP. 182f.

房间完全安静下来。作为清洁工人，她不被允许触碰或是去帮助这些男孩，但她一句话也没说，就把事情处理好了。

这个例子，让我明白了古代的炼金术士早期是如何工作的，炼金术士能够将精神与物质结合起来，并实现物质的转化，这是完全有可能的。通过人类有意识的行为，灵性会成为现实。

克服压力

要让房间时刻保持整洁干净，这会让很多人倍感压力，不知所措。一位年轻的妈妈曾经给我打电话说："我已经工作一整天了，刚才又清理了厨房，我感到筋疲力尽，我想不出自己今天做了什么有用的事情。"

于是，我和这位妈妈一起，重新回忆她这一天所做的事情。她原本计划打扫楼上的主浴室，但刚要开始，就发现清洁用品被忘在了楼下的洗衣房里。于是她去楼下的洗衣房取清洁用品，结果在那里，她闻到猫砂非常臭，感到需要更换了，于是她为猫清洗完便盆后加入新鲜的猫砂，之后她把装着脏猫砂的垃圾袋带到了车库。在这里，她又看到了成堆的报纸，她认为这些报纸必须要捆起来，方便第二天被收走。她四处寻找，却找不到绳子来捆，她想起来一周前她的儿子在阁楼上用绳子搭了一个索道。于是她立刻跑向阁楼，又在那里发现了儿子找了一个星期的毛衣。当她回到车库将报纸捆好时，就已经到该做午饭的时间了。饭后有一节钢琴课，结束后她还预约要去看牙医。最后，当她准备要刷牙的时候，她才想起清洁用品还在洗衣房里。

我们都很熟悉这样的场景，也能够理解。但所有的理解和同情都是毫无帮助的，除非能够带来改变。如果混乱的情况总是不断出现，迫使我们需要一次次地从头开始，就会让人感到沮丧、崩溃。我们常常会说，要下定决心改变一切了，结果，自己又开始抱怨和谈论别人，后悔自己多吃了一块巧克力，发现自己又迟到了……

有一个故事发生在公元4世纪，由居住在埃及沙漠的隐士流传下来：

一群人来到一个隐士面前问："你过着隐居的生活，是为了什么呢？"

这位隐士正忙着从一口深井里打水。他想了一会儿说道："看着井里，告诉我你看到了什么。"

人们往井里看了一眼就说："我们什么也没看见。"

过了一会儿，他提醒人们再往井里看一次，并问："现在你们看到了什么？"

人们又向井下看了看，这次他们惊讶地说："我们看到了自己。"

隐士回答："我刚刚从井中打水，水被扰动了，所以你们什么也看不见。现在水已经平静了，你们就可以看到自己了。这就是隐居的奥秘。"

这个故事说明了一个很基本的道理：当我们的内在无法平静的时候，我们无法清楚地看到自己，也看不清周围的环境，因此常常生活在混乱和不和谐之中。

心神不定、不安或躁动可能有很多原因，有可能只是一个单一的事件引发的。例如，当我们与工作中的某个同事或家里的亲人在意见和想法上产生分歧，这也可能使我们感到非常紧张，严重时还会导致失眠、心悸或头晕。我们都很熟悉这种情况，有时候它是一种对未知的恐惧和焦虑，有时候它来自我们生活中的一些改变。

这些不安的感受同时也会在身体上表现出来。那么这些不安从何而来？是什么让我们变得脆弱？内在无法平静的原因之一，是我们存在的不同组成部分——自我、星辰身、生命身、物质身彼此之间失去了平衡。

鲁道夫·施泰纳在他的演讲"如何疗愈焦虑"中提到了形成焦虑的两种可能性。有时物质身会压倒生命身，这会导致健忘、心不在焉、身体失控（抽搐）、粗心大意等情况发生。有时星辰身会压倒自我，这会使我们感到不安、焦虑，并无法控制自己的想法。

鲁道夫·施泰纳在演讲中所提到的练习方法可以帮助我们克服这些不平衡，使我们的内在平静下来，帮助我们走出困境，这也是早期的基督教隐士在埃及沙漠中修行的目标。在那里，他们与幻觉、诱惑、身体的痛苦、思想的疑虑和恐惧斗争。马提亚斯·格吕内瓦尔德在伊森海姆祭坛画《圣安东尼的诱惑》中生动地描绘了这一景象。

在早期修道士的生活中，祷告起着非常重要的作用。通过祷告，人们感受到与神合一。在整个基督教的历史中，修道士们虔诚地进行祷告。正如隐士的故事所描述的那样，他们能够看到照见自己灵魂的镜子，看到自己，认识并克服自己的缺点，这是非常重要的。他们与这个世界的连接方式，在某种程度上是从这个世界抽离，或者进入修道院，或者作为隐士住在隐蔽的地方。

当今的我们，面临的挑战是什么呢？我们身处于现代文明的方方面面之中，也置身于家庭和工作等人际关系之中。找到内在的平静和生活的意义，可以帮助我们保持健康和平衡，避免过度疲劳和倦怠。"为自己创造内在平静的时刻，在这些时刻去学会区分本质和非本质。"这是鲁道夫·施泰纳在《如何认识更高层的世界》一书中所提到的第一个步骤。[1]

由外在观察自我，有助于自我从星辰身中抽离出来。在自我觉察中，最难的一点是，要像在平静的水面上看到自己的倒影一样客观地观察自己。最开始，可以通过回忆前一段时间发生的事件这样的方法，这有助于我们保持客观性和必要的距离。记住要经常练习，并且要不断尝试。持续的坚持将增强我们内在的力量，帮助我们在遇到困难时也能保持内在的平静。

如果我们能把对世界和他人进行评判和思维的精力，投入到我们自己身上，并将其用于自我观察，那么我们就可以开始逐步克服我们与世界、与他人之间的紧张关系。壮大的自我会成为主宰星辰身情绪和念头的主人。当然，今天我们不可能像几个世纪前的修道士那样，在他们的修道院里花那么多时间去祈祷和冥想，与神建立连接。但重要的是，我们应该在日常生活中创造机会，留出短暂的时间来练习内在的平静。在生活中进行有规律的内在练习对我们来说是一种慰藉和疗愈。坚持这些练习很困难，

---

1. Steiner, *How to Know Higher Worlds: A Modern Path of Initiation*, Ch. 1, p.26.

但是这些平静的时刻会成为一种力量，这种力量来自定期的、规律的、节奏性的练习。在日常生活中，这种内在的力量可以给我们自信，帮助我们下定决心。

　　莫尼卡·基尔·辛里奇森写过一段关于这种做法的文字。

> 　　我丈夫是个习惯早起的人，他很乐意每天早上给予我半个小时，让我可以自由地安排这段时间。我利用这段宝贵的时间进行冥想、祈祷或集中注意力的练习，我发现这有助于增强我的活力。
>
> 　　要让孩子们也尊重这样的时间安排，告诉他们："妈妈正在和天使说话呢。"你可以选择房间的某个角落，作为自己的圣地。有一位母亲常常在门上挂一张天使的画，这样她的孩子们就知道不要打扰她了。[1]

　　即使创造出这样的安静时刻不太容易，但坚持下去也是值得的。下面的练习可能会对你有所帮助。

强化生命身的练习

　　下面的这些练习将巩固和强化生命身或以太身，并使物质身更加地活跃。

✐ 有意识地改变你的笔迹，每天练习 10 到 15 分钟。

✐ 有意识地把东西放在不同的位置，这样做可以克服健忘。当你放置那件东西时，建立一个清晰的画面来记住你把它放在

---

1. Kiel-Hinrichsen, *Warum Kinder trotzen.*

了哪里。如果你总是寻找你的眼镜和钥匙，那么把它们放在不同的地方，但是要清楚地记得自己把它们放在了哪里。例如，在咖啡桌右边靠近花的地方。

✎ 以倒序回顾当天经历的事情，强化你的记忆力。也就是说，回忆从睡觉开始到早上起床你所做过的事情。或者，回忆一下你是如何摆放桌子的，想象一下你是如何按照相反的顺序移除所有东西的。回忆你刚刚做过的事情，例如，打扫完房间后，回头看看是否所有东西都放在它们应在的地方，窗帘挂直了吗，拖完地后将椅子从桌子上取下来放好了吗？

强化星辰身的练习

下面的练习将有助于强化星辰身或心魂身，使其能掌控以太身或生命身。

🔍 仔细观察你的行为。例如，当你书写或准备食物的时候。

🔍 观察并意识到你的姿势和动作。例如，当你吃东西或搅拌咖啡的时候。（能在搅拌咖啡时，不让勺子撞到杯壁发出刺耳的声音吗？搅拌完咖啡后，是小心翼翼地放下勺子，还是把勺子咣当一声放下？做清洁工作时，姿势流畅和谐吗，还是一直都很紧绷地与污垢做斗争？）

🔍 试着改变你的一些习惯。例如，如果你是一个习惯用右手的人，那么现在尝试用左手代替右手工作，这将强化星辰身对以太身的掌控能力。你可以试着换一只手吃饭，或者用另一只手来拿着吸尘器吸尘。

自我整合的练习

　　人们常常会因为不知如何去做他们真正想做的事情而感到紧张。通过下面的练习，可以帮助大家掌控星辰身所带来的情绪，从而增强意志力。

- ❦ 练习自我约束，不要对任何起心动念、突发奇想都给予回应。当你克制住自己不去随着个人情绪以及突然的想法行动时，你就强化了自己的意志力。工作完成之前不要喝咖啡，在工作完成之后再尽情享用。

- ❦ 没有绝对的对与错、好与坏，事情都具有两面性。考虑事情的利弊，有意识地去做决定，然后坚持去做。很重要的是，当你下定决心做某件事的时候，一定要竭尽全力去做。而不是总对自己说："该来的总会来。"要坚信并对自己说："我能做到。"例如，是把东西到处乱放，还是立刻捡起它们放到合适的位置？就餐后是立刻将碗筷清洗干净，还是把它们搁到第二天早上？

- ❦ 觉察自己和外部世界之间的屏障，不让自己的个人意见去影响对环境的客观评估。

- ❦ 尽量避免不必要的意见和判断，我们所谓的意见和评判只需少于总体的 1/10 就足够了。

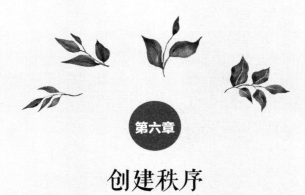

第六章

创建秩序

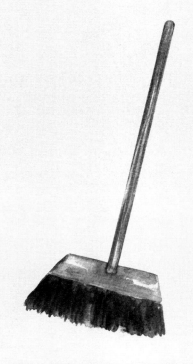

人类总是在创造的时候体验到最大的幸福感，这是为什么呢？因为幸福存在于创造的行为中。从这种意义来说，艺术家表达的是他们最深刻的幸福。你也许会问："那神秘主义者和学者怎么办？"是的，只要他们也成为创造者，就能体验到和艺术家一样的幸福。

不要反驳说，你所认识的艺术家们都曾经饱受折磨、过着痛苦的生活。当我说艺术家幸福的时候，我的意思是，在他们进行创作的过程中，他们正体验着他们自己内在的丰富多彩。而这里的"艺术家"也可以理解为身处创作过程中的任何人。

奥姆拉姆·米哈伊尔·艾万霍夫
《每日冥想》

无序不是混乱

20多年来，我一直在做关于清洁和照料主题的讲座、研讨会、工作坊。其中有一件事情越来越清楚，那就是清洁和许多人所理解的清理无序并不是同一个问题。如果你不先清理，你甚至无法开始清洁。

那么什么是无序？这是许多人都想要知道却又难以捉摸的问题。

2004年，我在歌德馆举办第一次清洁研讨会，一位讲师说：

"创建秩序是一种极具创造性的行为，可以和创作艺术品处于同一水平，或许它实际上应该被视为一种典型的艺术姿态。"[1]

当谈到家务时，无序和混乱这两个概念常常被混淆。在家庭中，秩序往往与某种规律性和明确性有关。当所有物品各就各位时，我们称这个房间是有序的。我们可以很容易地找到这个房间里的物品，并确定自己所在的位置。然而，当我开始在这个房间里工作，或者孩子们开始在房间里玩耍，秩序很快就会变得混乱。秩序有一种特质，不费吹灰之力就能变为无序。但相反的情况却从来不曾发生，我们必须有意识地进行干预，重新建立失去的秩序。因此，无序只是一种状况，每当我们在有序的空间里做事时，很容易出现这种无序的状况，但秩序也是较容易恢复的。

卡巴拉（kabbala）的创世故事告诉我们，神撤离时留下一片虚空。在这个虚空中产生了混沌，然后又从中生成了后来的物质，世界也被从中创造出来。混乱是一种状态，在这种状态下，万事万物顺应自然，没有任何有意识的干预（神或人）。

无序和秩序

有时人们很难决定是否还要继续使用某个物品，但事实上，难以做出决定也是无序的一种表现。我们应该开始将物品分类，

---

1. Berti,Daniel,*Tagungshandbuch zur Putzfachtagung.*

把它们放回原处，或对它们进行断舍离。有的人在创建秩序方面毫无困难，另一些人则面临巨大的难题，他们常常感到不知所措、疲惫不堪，还有的人甚至感到近乎绝望。

和很难创建秩序的人一起工作时，我意识到他们经常会有孤独感，他们忙于各种各样的事情，或是囤积很多的物品，通过这样的方式来掩盖自己的孤独。

当周围有太多物品时，无序的状况就会出现。如果你拼命地做很多事情，就会感觉自己承受不了，这也是一种无序。无序是指事物或情境出现在本不该属于它的地方。我们随意摆放物品；我们一件事情没有完成又开始另一件事，结果总是一次次地拖延；我们还收集、囤积了很多物品，却无法丢弃不需要的，于是我们留下的物品就会导致混乱。如果我们忽视这些，将它们置于一旁不顾，这些让我们不堪重负的事物会导致我们不满和沮丧，有时甚至会破坏我们的家庭关系。

如果我们感受到了压力，就会去压迫周围的人。比如说："我必须做这个，也必须做那个，这些绝对需要去做。"是谁这么说的呢？这都是我们对自己说的。我们总是给自己过高的要求和期望，过度苛责自己。当我们一次又一次地做着不想做的事情，我们就会越来越缺乏力量。当我们从一个地方冲到另一个地方，接下一个又一个任务，从不拒绝任何要求时，如果我们弄坏了东西，伤害了自己，甚至发生意外，我们都会感到惊讶。

当你内心存在着矛盾的想法和愿望时，会造成你内在的无序，在这种情况下如果我们迷失了方向，我们也不该感到惊讶。一些人抱怨说他们不知道自己身在何处，感到完全迷失了。这是为什么呢？因为他们应下了太多不同的事情，屈服于太多的突发奇想，囤积了太多不必要的东西，最终陷入错综复杂、无序的困境之中。

　　远离不堪重负的第一步，是在周围开始建立秩序。收拾物品、整理房间是非常有意义的。建立秩序会产生疗愈效果，就像治疗工作一样，我们会积极支持自己的治疗过程。如果我们不能一开始就整理整栋房子或一个房间，那就从清理手提包开始，扔掉里面不需要的小物件。或许我们也可以从清理衣柜，或是整理和处理所有未付账单等，开始进行我们的治疗。

诱惑

　　有时某种形式的诱惑也能导致不堪重负。比如，可能是一种隐藏的自豪感，相信自己能做的比实际可以做到的更多，或者是一种相信自己绝对正确或不可替代的感觉。

　　我们常常认为自己拥有无限的能力、无尽的时间和力量。然而，在工作完成之后，就连上帝也会休息一下。在《创世纪》中这样描述：第七天，造物的工作已完成，上帝停歇了一天，回顾之前所做的事情（创世纪第 2 章第 2 节）。

　　如果不花时间停下来休息，反思所做的事情，我们就有可能出于一种隐藏的自豪感，急着去做下一项任务。在极端的情况下，这还会带来一种不可战胜的优越感。而另一个极端则是一种无助和绝望的感觉，以为"他人"或"系统"会照顾好所有的事物。人们总是努力地在这两种极端之中寻找平衡。

这两种极端都是诱惑。鲁道夫·施泰纳称其中一个诱惑者为路西法，他引导人类远离尘世的一切，试图让我们忘记责任，并给我们一种相信自己无所不能的错觉。太多的无序会让我们想要逃离，削弱我们的意志。当我们迷失自我，任路西法摆布，就会失去自己与周围世界的连接，留下一片产生混沌的虚空。

另一个诱惑者是阿里曼，他迫使我们进入固定的形式，进入一种僵化的状态，使我们束缚于所有物质，过度关注我们周围的一切，会导致呆板、死寂的秩序。

无论是在哪一种情况下，我们都会失去平衡，最终使自己孤独封闭，在社会中被孤立。要找到令人满意的平衡点并不容易，但是我们必须不断去努力。

只有自己知道，我是否能够胜任眼前的任务，我能否做好自己的工作。我们要学会问自己，为什么要做一些事情，而放弃另一些事情。是因为现在没有时间做，决定明天再来做这件事，还是只是匆匆忙忙应付了事，或放任不管并希望没人注意到？

只是绝望地说"事情就是这样"不过是真相的一半。真相的另一半是，我们做事是出于自己的主动。阿里曼阻止我们出于个人自由主动去做事，路西法诱使我们采取更多的主动行为，不完成已经开始的事情，而去做新的事情，并且行事不考虑环境或社会情况。

我们要学着认清这些诱惑，辨别是什么力量在引导我们去做某些事情，并觉察哪些是我们有意识决定去做的，还有什么没有完成。

有始有终

我们可能都有过这样的经历，一位朋友或亲戚突然变得非常忙碌，并想要把所有的事情都安排好。他们回复拖了很久的信件，付清所有的账单，或者突然与邻居化解矛盾。然后过了不久，我们出乎意料地听闻这位朋友或亲戚去世了，感到十分惊讶，但很快便能理解，就好像他们在踏上最后那段旅程前，就本能地感觉到要安排好一切，再出发去往人生的终点。

我曾拜访过一个社区，与不同群体的人一起工作了一段时间。在课程的第一部分，有两位先生告诉我，他们对清洁毫无兴趣，也无意参加任何形式的工作坊，让我不要指望他们提供帮助。我向他们保证，是否参与绝对是自愿的。

但是，工作坊的最后一个下午，时间刚好是星期天，我们决定打扫公共厨房。这两位先生也来了，他们说自己也想参与这个环节。他们环顾四周，然后决定清理烤箱，烤箱确实很脏，也需要被清理了。我花了很多工夫向他们演示如何清理烤箱，他们立即开始着手清理，不一会儿他们还愉快地唱起歌来。

因为在晚上7点我们有一个总结性的讨论会，于是我建议大家在下午6点左右完成手上所有的工作，为晚上的总结讨论做好准备。这两位先生坚持要把清理烤箱的工作做完做好，并答应在工作完成后把所有清洁用品都带回来还给我。就在晚上7点我们准备开始讨论时，这两位先生结束工作也来了，并给我带回了清洁用品，他们自豪地说烤箱就像新的一样干净。

就在讨论将要开始时，一位参加讨论的住院医生让我们等他一会儿，因为有人刚刚去世了，他需要安排一些事情。在等待的这段时间里，我们从认识死者的人那里了解到死者的一些生平事迹。几十年来，此人一直承担着清理烤箱的工作，他为自己的工作感到非常自豪。几个月前他发生了意外，之后一直卧床不起，但他还是经常询问烤箱的状况并关心是否有人承担了这项工作。他总是会在星期天的下午清理烤箱，并且工作时总是会愉快地唱歌。而这周因为这两位先生像他那样清理了烤箱，他竟然像有所感应似的，安然地去世了。

　　对他来说，就好像是重要的事情如果没有被安排好和妥善照顾到，他就不忍离开。

维持秩序的困难

夏天的连衣裙

周围都是要熨的衣服，

在一个隐蔽的角落里，

我突然看到，

我丢失的有蝴蝶结的夏天的连衣裙。

唉！可惜外面下雪了。

"哦，好吧"，我说着，然后把它放下，

夏天到来时，我会在这里找到它。

然而随着夏天的到来，

我找了一整天也未寻见。

要一直找到下一个下雪天，

我才能找到有蝴蝶结的夏天的连衣裙吗？ [1]

尽管在整理和维持秩序方面，有大量的书籍和媒体节目可供参考，但杂乱无序仍是这个时代最大的通病。书中和节目中的内容对于那些太过忙碌而没有时间整理的人来说十分有效，对于那些精力充沛、有着很多创意和想法导致周围总是有些混乱的人也有效果。对于这些人来说，做一次大扫除不会有什么困难。但是，如果一个人有着自己不知道或不愿意承认的弱点，那么这些内容于他就没有太大的帮助，或者也仅仅是暂时缓解一下状况。

有时人们会因为突然的大扫除而感到压力。曾有一位忧心忡忡的丈夫打电话给我说："托马斯夫人，上周末你向我妻子推荐了一本关于清洁的书，从那以后，她一直在清理和丢东西，我很担心我会成为她清单上的下一个断舍离对象。"

参加完一个工作坊或是读了某一本书，会让人充满激情和动力，但我建议大家先停下来，仔细思考自己要做什么。在一次工作坊结束后，一位母亲回到家便急切地想把所学付诸实践。她开始缝补女儿最喜欢的衣服，那件衣服在她的修补篮里已经放了几个月了。她花了很长时间把它缝补好后，她的女儿却非常失望，因为她已经长大到穿不了那件衣服了。

如果做一件事情时，刚开始就遇到了困难，往往不是事情本身令人畏惧，而是一想到还有很多事情要做，这会给我们带来毁灭性的影响。生活中持续的杂乱无序，常常让人感到无力，也让人觉得疲惫不堪。

---

1. Anonymous verse, found by Charlotte Koch.

另一种情况我们也很熟悉，虽然我们付出了努力，但仍觉得不满足，感到失败或是孤独。每个人都会遇到困难，即使我们正努力克服出现的问题或自身的弱点。就我个人而言，我擅长清洁工作，面对各种问题，也会创造性地寻求解决方案，但是在文案写作方面，我必须承认我感到无能为力。我常常无法及时处理和回复信件，这也使得我经常被文件包围着，不得不花费很多时间来寻找需要的资料信息。有时我甚至感到绝望，因为我真的很想保持文案工作的整洁利落。最后，我想到了一个解决办法，就是请一个人每周来我家工作几个小时，帮我处理信件，将文件整理归档，协助我安排出行计划，签订与客户之间的协议，以及开具发票等。当我认识到了自己的弱点，我就把相应的工作委托给另一个有能力的人来做。这个解决方法减轻了我的压力，也使我的家庭倍感轻松舒适。但是，如果一个人相信自己能够做好每一件事，那么要做出这样的决定并不容易。当然，我为此一点也不后悔，而是决定日后再来应对我的这个弱点。

还有一些人总是追求完美的秩序，倾向于以极高的标准来要求自己和他人，这给他周围的人也带来了压力。例如每一次使用完都要将桌子擦一擦，桌布熨一熨，家具摆整齐，这样的做法没有人会感到放松和自在。秩序应该服务于生活，而不是主宰我们的生活。

正如前面提到的，如果把家看作一个有机体，这会为我们带来帮助。在家中，也存在着像吃饭、消化和排泄一样的自然过程。显然，一所房子的消化过程比一个人的消化过程更长，如果一所房子里没有任何东西被舍弃，那么家庭成员也会有患上消化不良或便秘的风险。

　　照料和建立秩序的影响会超出它的直接影响区域，它们是治疗无序和衰败的解药。你试过在一些公共区域清理垃圾来了解这味解药吗？

　　有一次，我们在高速公路的服务区停车休息。这里每隔不远就有一个垃圾箱，很多垃圾被丢在垃圾箱周围的地上。我们清理了离我们最近的垃圾箱周围的所有垃圾，观察接下来会发生什么。在地上仍然有垃圾的地方，人们会继续乱扔垃圾，但我们清理过的垃圾箱却保持着井然有序，人们小心翼翼地把垃圾扔进垃圾箱里。然后，我们又做了一个实验，我们把一张纸放在这个垃圾箱附近的地上，不一会儿它便有了伴儿。

　　我们可以在自己家里观察到类似的情况。当我的孩子还小的时候，我在走廊上为他们的书包安装了挂钩。每天脱外套前他们都会认真地把书包挂在挂钩上。有一次，我提着购物袋进屋，这时家里的电话响了，我把两个购物袋丢在走廊的地板上，冲进去接电话。就在那个时候，我的孩子们进了家门，也把他们的书包丢在走廊地板上的购物袋旁边。

　　从这个例子可以看出，简单的小事也会带来很大的影响。那么，我们可以选择从房子的某个角落开始，比如一张小桌子或是一个窗台，集中精力保持这个角落的有序、整洁、美丽。那么这个角落所散发出来的光会照射到整个家中。

　　德裔美国心理学家埃里希·弗洛姆在接受采访时说："生命力是由愿景所带来的。如果对伟大的、美丽的或重要的事物不再怀有憧憬，那么我们的生命力也会因此削弱。"[1]

---

1. Interview with Heinrich Jaenecke, *Der Stern*, No.14,1980,pp.306-9.

无序是从哪里开始的？

无序总是从一个决定开始，无论这个决定是多么的微不足道。刚看完的报纸是放到回收箱里，还是放在原处？取完东西后，是关上橱柜门或抽屉，还是保持打开或有时只留一条缝儿？拿起东西使用过后，是将它们放回原来的位置，还是将它们留在使用后的地方？无序往往是匆忙或是没有耐心去妥善处理所导致的，因为没有再多花一点时间去把事情做完。

一些人对他们所设定的任务有着很高的标准，以至于他们不断地重复着这些任务，而不愿意做接下来的事情。或许浴室看起来一尘不染、光彩照人，他们却没有关注到其他的房间。或者当房间里的其他区域还混乱不堪时，他们却还沉迷在一些小细节里。还有一些人总是情感过于丰富，想要保留孩子的每一幅画作，那些户外玩耍时带回来的每一颗小松果、每一块鹅卵石也全部留下。当然，大多数人只是处于这两种极端中间。

认识到问题背后的原因是什么，这点很重要，但我们也必须看清问题的外在表现。我们要清楚首先要解决什么，是内在问题还是外在问题？我个人认为我们应该双管齐下，同时解决这两个问题。采取谨慎的方式，一步步地应对外在的无序状况，同时有意识地在内在做出决定，定期努力克服我们不好的习惯。

设定一些小的、可达成的日常目标，而不是一来就想要把整个家翻新一遍。这种日常的小目标也可以是一天清理一个抽屉。毅力很重要，如果中断了，或是放下几天再来继续，就会削弱我们的决心，过多的休息会削弱我们的意志，重新开始也会变得越来越困难。在完成目标的过程中，我们要学会观察自己，识别出可能回到旧有模式的蛛丝马迹。更重要的是，我们要知道，只有我们自己才能做决定。无论我们得到了多好的意见或者建议，最终事情能否完成只能靠我们自己的努力。

这必须是根据自己的自由意志做出的决定，在没有任何外在压力和强迫的情况下，我们才能保留或提高我们的自尊。当我们为之付出行动，它将会帮助我们区分出必要的和非必要的，确定优先次序。最重要的是，这会帮助我们重拾对自身能力的信心。

两个最重要的步骤是：首先，从必须做某事进展到想要做某事；其次，从想要做某事进展到实际去做某事。

如果我们真心想要做出改变，但认识到自己确实没有能力做到，那么我们必须承认这是自己的一个弱点，需要今后好好来克服，同时找到合适的人来帮忙。

我从哪里开始？

在开始工作前，很重要的是要设定一个目标，一个可以实现的清晰的目标。我们当然可以把拥有一个完美有序的房子设为目标，但这是一项艰难的任务，并非每个角落都必须同一时间照顾到。不要把目标设定得太大，这样会带来压力，要首先把精力集中在必要的事情上，并确定好先后次序。

在开始清洁前，我们必须先决定哪个房间最需要我们注意。

一旦我们确定了从何处着手，就可以在前一天晚上做好准备。（当我们决定了某件事，再考虑一晚，入睡时意志力就会被激活。）当我们准备开始时，我们应该在这个房间的门口先停一下，问问自己："我应该做的第一件事是什么？"这可能是我们很长一段时间一直逃避去做的事情。但一旦下定决心，我们就从这件事开始，不要再把注意力转移到其他的事情上。

当第一项任务完成后，回到门口，再看一遍房间。问问自己，现在有什么不同吗？清单上的下一个任务是什么？就这样坚持不懈地设定优先级，每次都先问问自己什么是最重要的。如果你再次感到迷茫了，就停下来想一想："接下来最应该做什么？"行为要更加精简明确，不在一件事情上反复重复（例如，不要把一件物品临时放在一个地方，而要找到最终解决问题的方法）。

一旦开始做了，也就克服了最初的障碍。你会感到能量和信心开始增加，并且想继续做下去。许多人告诉我，一旦越过开始时这个障碍，他们就会感到自己的力量在不断恢复。因此，重要的是不要在开始这个阶段迷失在细节里，而是要朝着目标迈出一小步。如果我们一开始就想在第一天做完 20 件事情，那么这一天结束时，常常会感到不满、沮丧和失败。

培养意志力

如果我们计划要做太多事情，我们就不可能对所有事情都投入全部的精力。我们总是在做一件事时同时想着其他要做的事情。在熨烫衣服的时候，就已经在想着购物清单了；这时我们通常会变得焦躁不安，甚至放下正在熨烫的衣服就跑出去购物；购物的时候，又想到回家后要种的树苗；当在花园里种树苗的时候，又想起来还要烤蛋糕；然后走进屋子，看到熨斗还开着，放在衣服的旁边没有关……

我们不断地追赶出现在脑海中的下一个任务，这使得我们任何事情都不能好好地做完，留下很多没有收尾的工作。我们无法细细地品味当下，享受正在做的事情。如果每一次我们都要面对未完成的工作，这会消耗我们的精力。而造成这些未尽事宜的原因，来自一种奇怪的贪婪，我们想要做的事情超出了自己的能力范围。由此所产生的沮丧和压力，甚至会导致我们倦怠或崩溃。

拥有强大的意志力，并不意味着我们必须保持活跃状态，匆忙地完成100件事。如果我们对所承担的每一件工作都负起责任，那么意志力就会很明显地呈现出来，这包括我们实际上正在做的事情和还没有开始做的事情。承担起这份责任可以使我们更加自信，并有力量去更好地完成下一项任务。

使我们感到疲倦的不是我们已经做完的事，而是堆积如山的未完成的事情。那些所有我们想要完成的事情所带来的混乱使我们失去了力量，甚至使我们失去了尊严。然而，我们所做的每一件事，无论多么微不足道，都会给我们力量，让我们充满成就感，也会给我们带来自信。每一个有意识的行为都会让我们更加自由，并使我们与环境更加和谐。

自助和求助

意识到自己的习惯是改变习惯的第一步。我曾经帮助一位老妇人清洁厨房，在她家的橱柜里放着数百个空的糖果袋，她多年来一直在收集而且存放了很久。当我问她留这些袋子做什么用时，她回答说："它们非常适合给我的孩子装三明治用。"我温柔地告诉她，现在她的孩子已经大到可以为自己的孩子做三明治了。她睁大眼睛愣愣地看了我一会儿，然后大笑起来。

有时人们能够自己清理无序的环境，只因为他们发现了一个很好的理由让他们可以开始这样做。有两位年轻人曾经邀请我在他们母亲住院期间帮助他们。老人自从儿女成家后，便开始囤东西，塞满了一个又一个房间。而在此之前，老人曾经也是一个爱干净的人。儿女们决定在母亲不在家的时候，把堆满了报纸的浴室解救出来。可是，当他们的母亲从医院回来后，非常生气，并威胁他们说如果再做这样的事情她就去死。老人的女儿也有两个孩子，孩子们深爱着自己的外祖母。外祖母经常去看望自己的女儿和外孙女，但是外孙女却无法探望老人，因为屋子里根本没有可以落脚的地方。

我建议这两位年轻人找一个好的理由，必须将孩子们送到她们的外祖母那里。于是老人的女儿和她丈夫计划了一次旅行，并邀请朋友在他们不在家的时候住在她的家里。这使得老人无法在女儿的家里照顾外孙女，最后老人亲自邀请孩子们帮忙清理她凌乱的屋子。

如果我们的标准定得太高，可能会吓跑别人，因为这会让对方觉得无论他们怎么努力都做得不够好。一位母亲告诉我，她对家里的秩序和整洁度要求非常高，她的孩子每次只被允许玩一样玩具，除非把玩具收拾好放回原处，否则不允许拿新的玩具出来玩。一天，她4岁的孩子愁眉苦脸地坐在楼梯上，没有去玩耍。当她问他为什么不去玩时，他回答说："哦，玩完后，我总是要把所有的东西都收拾好。"她意识到自己的要求破坏了孩子玩耍的兴致。

另一个危险是，如果我们对秩序的渴望超过了我们实际上能够做到的，我们对别人的要求似乎更不合理，因为我们看起来很虚伪。如果我们还没有意识到这个问题，情况就更糟糕了，这会使我们失去可信度，让他人觉得我们是不可靠、不可信的。我们要通过自己的行为树立起一个好榜样，而且如果我们请求他人做事，一定不要变成一种强行的要求。

马歇尔·卢森堡讲述了一位母亲向她的一位家庭治疗师朋友寻求帮助的故事。她的三个年轻儿子从来不帮忙做家务，[1]而她认为每个家庭成员都应该做一些事情，即使他们不喜欢。毕竟，她也一直在做自己不喜欢做的事情。当家庭治疗师问她不喜欢做什么时，她回答说："我讨厌做饭，但一天还是要做好几次饭。"治疗师建议男孩们把做饭的活儿接过来，让母亲去做其余的家务。几周后，治疗师遇到其中一位男孩，询问他家里的情况。这位男孩回答道："自从我们开始做饭，大家都愉快地享受用餐时间，也没有什么不开心的了。以前从来没有这样过。"

纪伯伦在《先知》中说：

---

1. Rosenberg, Marshall B. *Nonviolent Communication*.

如果你不能带着爱去工作，而只是带着厌倦，那么你最好离开自己的工作，坐在寺庙门口，从那些快乐工作的人那里接受施舍。因为如果你漫不经心地烤面包，你就会烤出苦涩的面包，这种面包只能让人吃个半饱。如果你勉为其难地碾压葡萄，你的怨念就会在酿制的葡萄酒中生出毒素。

真实而有生命力的秩序，会以积极的方式影响着人们。

一位经常需要写文章的农夫在一次研讨会上告诉我，他明白了为什么有时候写作对他来说如此困难。他不允许任何人收拾他的办公室，他总是自己动手整理。但不幸的是，他这样做的次数不多。后来他注意到，在他清理完办公室后，他便能很好地进行写作，他从未思考过这其中的原因和关系。现在，他会定期整理和打扫自己的办公室，这为他节省了很多时间，因为只要他坐下来就可以写作，而不必先去整理。

当我们观察秩序所带来的影响时，可以看到，建立秩序可以使人们获得百倍的回报。我们为创建秩序所投入的内在力量，将我们与更高层次的宇宙秩序联系在一起，它照亮了我们的灵魂，带给我们美妙与和谐的感受。

灰尘和疏忽

"善行始于家。"人们经常参与家以外的活动，有时是慈善类的活动，这只是为了逃离面对家中的四面墙。参加我工作坊的那些年轻妈妈们，常常说她们作为志愿者参与了许多无私而美好的活动。她们以此来证明自己，只是因为她们没有办法在家里完成必要的家务劳动。一位妈妈告诉我："我每周都会买许多漂亮的花束，这样孩子们只会注意到花，而不会注意到那些乱七八糟没被收拾过的东西。"我问她为什么不请清洁工来帮忙，她马上回答说那样太贵了。但实际上，计算一下购买这些鲜花的费用，已经足够支付每周 3 个小时的清洁费用了。

在清理物品时，我们必须先整理和恢复必要的秩序。拥有的物品越多，就越难建立并维持秩序。一旦杂乱完全失去控制，家里就会变得更加无人照管，甚至脏乱不堪，一发不可收拾。秩序和照料拥有一种光明的特质，而忽视或置之不理则是一种阴暗潜伏的行为。它可以存在于任何被忽略的角落和场所：它从窗台上蔓延，在那些松果、水晶和植物之间，成了昆虫死亡的墓地；它侵入蜘蛛栖息结网的窗帘，向床底四处行进，灰尘结成毛团，塞满物品与物品之间的空隙，并在其中滚动变大。

根据季节装饰的四季桌可以美化我们的家，但只要灰尘聚集在那里，孩子们就会失去兴趣。一旦我们把四季桌的桌面清理干净，桌布也摆整齐，放上鲜花，他们会重新开始喜欢上它。

如果不设法爱护我们身边的环境，它们就会反过来影响我们。内在和外在的环境都需要照顾到，如果我们疏于照顾它们，我们可能外表看上去很整洁，但也许睡眠质量并不好，或者我们可能正被焦虑的状态所困扰。

　　我们观察生命，可以看到其中存在着生长和死亡，没有任何事物是永恒不变的。枯萎和死亡总在发生，新的生命也不断地出现。如果没有变化，就没有发展。那些陈旧逝去的事物，让新的事物再次出现。一些人习惯将变化视为不幸，但变化是必要的。有时我们在多年以后，才会意识到曾经的变化给我们带来的好处。

　　不喜欢变化的人容易停滞不前。一些人害怕退休，或是对分离感到恐惧，认为这些变化会给生活带来空白期。实际上，他们正生活在不确定之中，他们盲目地害怕、恐惧，感到空虚，因为他们没有学会知足常乐和独处，总是想借助物质来填补精神和情感的空白，但这样做是无用的。只有真正经历和体会过孤独与空虚，我们才能创造出新的生活，找到新的方法，开始转变的过程。

　　我们真正想要的生活，需要从自身努力开始。如果我们觉得"我不能再忍受现在的生活"，那么我们就应该立即着手寻找重新开始或改变生活的方式。如果我们放任不管或采取一种"就这样下去吧"的态度，就有被生活压垮的风险。然而，如果我们下定决心改变，然后认真地去实行，我们就在朝着正确的方向迈进。

　　清除和整理让我们学会放手，也增强我们的信心，相信我们能拥有自己所需要的东西。看看我们周围的事物，是哪些东西困扰了我们，还有哪些东西是我们所缺失的，在脑海里形成这样一幅画面，会对我们有所帮助。

　　有一些并非物质存在的东西，比如：记忆中的事、必须要去做的事、困扰我们或给我们带来欢乐的事，这许许多多的事情丰

富了我们的生活，同时也消耗了我们的精力和能量。我们与所有
事情之间都有着密切的联系，找到与这些事物之间新的关系，可
以帮助我们创建出新的秩序，为生活注入新的力量，这是一个难
题，也是一个新的、让人兴奋的挑战。

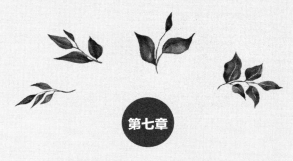

第七章

我们与周围物品的关系

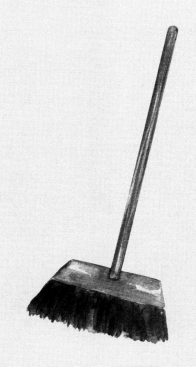

告别

阶段

花会凋零，青春会消逝，

人生的每一个阶段，每一种美德，

我们对真理的把握，

都会在鼎盛时开花结果，

但无法永远持续。

生命在每个时代都会召唤我们，

心啊，为了离别，为了新的努力，做好准备，

要勇敢地做好准备，义无反顾，

去寻找旧的束缚所不能给予的新的光明。

在所有的开端，都会有一种神奇的力量，

来保护我们，帮助我们生活。

让我们平静地前往遥远的地方，

不让家的情感对我们产生牵绊。

宇宙精神寻求的，并非限制我们，

而是一步步将我们提升到更广阔的空间。

如果我们接受自己创造的家园，

固有的习惯会使我们懒惰，

我们必须为分离做好准备，

否则就会成为永恒的奴隶。

即使是我们的死亡时刻，

也会将我们加速送至新的空间，

生命也会召唤我们加入新的竞赛。

就这样吧，心呀，永别吧！ [1]

这首赫尔曼·黑塞（1877–1962）的诗《阶段》，最后一句或许不仅适用于人，也同时适用于物品。"告别（bid farewell）"不仅仅是告别某人或某物，也表达了一种愿望，希望对方身体健康，一切顺利（fare well）。

我们被许多物品包围着，购买、收集、存放，到最后又随意地丢弃。有的人无法丢掉身边的物品，尽管他们常常因这些累积的物品感到压抑。当这些累积的物品被忽视、被随意丢弃的时候，我们甚至会想，它们是否也会感受到"痛苦"，就像童话故事里所描述的那样。

如果我们对所有的物品都有一种珍视、爱惜、尊重的态度，我们就能够感知到，哪些物品会让我们感到舒适和自在，哪些物品会对我们的环境产生消极的影响。

我们常常无法拒绝送给自己礼物的人，害怕伤害他们的心，于是我们收下很多礼物，尽管不喜欢它们，但还是会一直保留下来。这样做或许是出于善意，但是我们有没有善待自己呢？如果我们被许多并不能给我们带来快乐的物品所围绕，其中有些甚至让我们十分反感，这难道不会"伤害"我们自己吗？

有时我们很难决定如何处理一份包含着人情味的礼物，会感到无法抉择。幸运的是，我们常常会得到意想不到的帮助。

---

1. From Hesse, Hermann, *The Glass Bead Game* (translator unknown).

我的一位学员参加完工作坊回家后，决定扔掉一件物品，那是在她客厅一角放置了多年的一盏灯。她总是为此烦恼，却没有勇气进行断舍离。然而，就在第二天早上她来参加工作坊的时候，她告诉我们："回家的路上，我一直在坚定自己的决心，要扔掉这盏灯，即便这么做可能会引发家里的小风波。我这样想着，刚走到家门口时，女儿出来告诉我，家里的猫把客厅里的那盏灯从柜子上推了下来，它摔成了碎片。"

一旦下定决心做某事，有时外在的力量会来帮助我们。正如威廉·哈钦森·默里所言："一个人一旦下定决心，上帝也会随之行动。所有之前不可能发生的事都会发生并成为助力。"[1]

一次，一对新婚夫妇来参加我的研讨会，想要了解更多关于家务的知识。他们都是在 42 岁时遇到对方，对两人来说，彼此都是初恋。任何人看到他们在一起时，都会感觉到他们彼此之间强烈的爱意和和谐的氛围。但是，大约在半年后，那位女士却绝望地给我打电话说："琳达，我的婚姻正在破裂。"

我简直不敢相信，但她却说："一定是我们家里的某种东西，只要我们走进屋，就莫名地停止交谈。在我们出去购物、吃饭、散步时，我们还是一如既往地快乐交流。但是每当打开房门，我们之间的关系就像冰封住一样。"

她说出现这样的状况已经有十天了，但是她想不出在此期间家里发生过什么。我建议她想象自己站在门口，仔细观察家里有什么不同。突然，她想起了一架钢琴，说这架钢琴是她母亲搬过来的，十天前她母亲搬进了一家养老院，她不得不接手这架钢

---

1. Murray, *The Scottish Himalayan Expedition*, p.6.

琴。当她说出"不得不"时，立刻引起了我的注意，于是我问她这架钢琴对她意味着什么。

"我讨厌钢琴！"她情绪爆发，"我母亲一直希望我成为一名钢琴家，我每天不得不花好几个小时练习钢琴，这让我非常受不了。"

解决的办法很简单。我建议她把钢琴送走，并经常去看望她的母亲，这样她的母亲就不需要经常回家看自己的女儿，可能永远也不会发现那架钢琴已经去了更有价值的地方。接下来，重要的是要为这架钢琴找到合适的归宿，她也需要知道，她不得不花好几个小时练习钢琴，这是不该受到责备的。后来她把这架钢琴送给了一所音乐学校，他们对这份礼物非常感激。之后，这对夫妇再回到家时，又一如既往地快乐起来了，这位女士一看见那架钢琴就产生的不愉快的回忆所引发的紧张情绪也消失了。

有时，一件很小的物品也会扰乱房间的氛围。它可能只是抽屉里的一封信。如果我们走进房间时感到莫名的不安，试试能否找到这个"讨厌的钢琴"。

在一个照顾有特殊需求的成年人的乡村社区里，有人说某栋房子有着特别的负能量。所有搬进这栋房子的人，都会遇到不同的难题。有的孩子开始生病，有的住户之间发生争执，还有的夫妻之间不断争吵。这种情况持续了很多年，情况如此糟糕，因此这栋房子大部分时间都空着。后来，有一个新的家庭来到这个社区，由于没有其他房子可供他们选择，他们不得不住进这栋房子。他们搬进来不久后，房子就被水淹了，所有地毯都需要被清洗和晒干。他们惊讶地发现餐厅的地毯下有一个活板门，这扇门通向一个无人知晓的地窖。当他们打开活板门时，就像打开了潘多拉的盒子，空气中弥漫着霉味和腐烂的味道，储存在里面的东西都发霉腐烂了。于是他们把里面的东西都烧掉，并让房子通风，然后重新粉刷墙壁后再住进去。从那天起，房子里不再发生怪事，一切都平静了。

这些都是物品不受欢迎、不被赏识的例子。有时，某件心爱的物品也会对房间产生负面影响。一位客户曾让我去看她的公寓，她总是会在某个地方感到莫名的紧张。当我进入公寓，刚走进卧室时就停下了脚步，然后她说："是的，就在那儿。"

我仔细地查看房间，清楚地感受到紧张的气氛，我尝试找到可能的原因。我所站的地方与房间角落里的写字台和梳妆台在一条线上，它们处在房间的对角并相互对着。

"是由这两件家具引起的。"我说。但这却令那位女士难以相信，因为她特别喜欢这两件家具，它们显然受到了很好的照料，并且经常被使用。写字台是从她母亲那里得来的，梳妆台则是从她姨妈那里继承来的。

我又接着问了几个问题，发现在她母亲去世时，这两件家具曾造成她们姐妹之间的不和。非常不幸的是，姐妹中的一个人在关系和解前就去世了。我们立即找到了解决办法，就是把其中一件家具搬到另一个房间里。

我们要对我们身边的物品时刻保持意识，这点很重要。一些物品让我们持续不断地烦恼，而另一些物品则可能为我们带来持续不断的喜悦。无论你是否能够意识到这些，很确定的是，人类和身边无生命的物品之间存在着某种关系。

最喜欢的物品

有很多例子可以证明，被关爱和受照顾的物品，是会为我们带来益处的。在我刚创办清洁公司不久时，有一位老妇人希望我可以每隔两周帮她打扫一次房子。我第一次到她家时，几乎失去了打扫的勇气。我首先注意到的是，有 100 多个小陶瓷雕像，几乎摆满了客厅每一块空余的表面，占据了所有的空间。这些小雕像有人、动物、矮人、树木、蘑菇、小房子等很多不同的造型。我在心里想，打扫这里将是一项非常耗时的工作。老妇人又带着我看了整栋房子，最后回到客厅，她指着那些雕像亲切地对我说："琳达，你在打扫的时候，请不要碰到那些小雕像，并请特别注意照顾好这些小雕像所在的地方。"我意识到这位老妇人与这里的每一个小雕像都有着深厚的感情，它们是她日常生活的一部分。每一组这样的小雕像又代表着一个童话故事或一个特定的意象。

这些物品是有生命的，充满了爱，给老妇人带去了快乐和力量。我很快意识到，我期待着去拜访她的房子，只是为了发现那些在那里迎接我的雕像新组合以及它们组成的新画面。

兴趣的价值

读了鲁道夫·施泰纳下面的这一段话后，我对处理物品的方式有了全新的认识。

　　有感知的灵魂使人类能够体验到物品的世界，与物品建立关系，而不是毫无觉知地与它们擦身而过……是什么促使我们与周围的环境建立起关系呢？那就是所谓的我们对物品的兴趣。"兴趣"这个词在道德层面上表达了极其重要的意义。牢记兴趣的道德意义比致力于许多教条的道德原则更重要，这些原则可能是美丽的，也可能是琐碎、伪善的。事实上，当我们对物品或其存在产生适度的兴趣时，产生的道德冲动就会很好地指引我们。请各位考虑一下，因为在昨天的演讲中我们谈到了爱的更深层次的含义，所以我想说，即使是日常不断重复说"爱、爱、爱"，也不能取代隐藏在"兴趣"这个词背后的道德意义。我想这样说时，大家不会被误解。

　　当我们扩展自己的兴趣时，我们就可以找到机会，去理解世界上的物品和存在，我们的内在力量就会被激发出来。如果我们对一个人感兴趣，我们的同情心就会被适当地唤起。

　　我们的进步不是通过宣扬普遍的爱得到的，而是通过不断扩大我们的兴趣，让我们对理解那些脾气迥异、个性不同的人，那些种族和民族特征不同、宗教和哲学观点相异的人越来越感兴趣。正确地理解他们，带着兴趣关注他们，才能从灵魂中唤起正确的道德行为。[1]

---

1. Steiner, *The Spiritual Foundation of Morality*, 1912 年 5 月 30 日的讲座，pp.47f.

这段文字帮助我理解为什么那些对环境和周围物品无感的人经常会为此感到痛苦。不断地想要去整理和创建秩序，却又总是一次次失败，这可能会导致抑郁。要消除抑郁，我们应该培养对周围的事物保持活跃而诚实的兴趣。这种兴趣所带来的内在灵性，可以刺激我们去改善环境，并且提供给我们必要的恒心和毅力。

但是，怎样才能使家务工作成为一项创造性的活动呢？在《空间诗学》一书中，加斯顿·巴切拉德描述得非常精彩。

> 被珍视的物品会带来一种亲密关系，它们比普通的物品或只是被几何现实定义的物品具有更高的真实度。因为它们创造了一种新的现实存在，它们不仅在一种秩序中，而且在一个整体的秩序共同体中占据着自己的位置。从房间里的一件物品到另一件物品，家务工作者的关怀照料会成为纽带，将一个非常古老的过去与新时代编织在一起。家务工作者唤醒了沉睡中的家具。[1]

多么可爱的想法，我们可以通过精心照料创造出一个新的物品！我们的灵魂伴随着这个过程，我们的触碰给予物品温暖。因此，我们为手中的物品注入了精神。一些人类的灵性被转移到物品上并进入它，作为回报，这些物品也对人类产生了积极和有益的影响。鲁道夫·施泰纳用一首诗表达了这一点：

---

1. Bachelard, Gaston, *The Poetics of Space.*

寻求真正的、实际的物质生活，

但不要让寻求的方式蒙蔽了你，

让你看不见它里面蕴含的精神！

寻求那精神，

但不要出于精神上的欲望或精神上的利己主义，

而是因为你想要在生活实践中把它无私地应用到物质世界里。

勿忘那古老的原则：

"精神永远离不开物质，物质也永远离不开精神。"

我们也可以这样说：

我们要在精神之光中做一切物质之事；

我们要以这种方式追求精神之光，

它能为我们的行动点燃心中的温暖。

精神被我们引入物质，

物质被我们转化来揭示精神，

它由精神凝固而成；

从我们那里接收到的物质揭示了精神，

被我们所浓缩的精神朝向物质，

——如此，便创造了生命的存在，

引领人类走向真正的进步。

是通过我们这个时代灵魂深处的最高努力，

才能渴望达到的进步。[1]

---

1. 施泰纳用这首诗为一次关于教育的公开演讲（1919 年 9 月 24 日）作结束语。由马尔科姆·加德纳（Malcolm Gardner）翻译。

我们给予物品的价值

法国诗人亨利·博斯科在观察一位老仆人工作时写道：

> 柔软的蜡在手的压力和羊毛织物带来的温暖中进入抛光的物质中，慢慢地，托盘呈现出淡淡的光泽。仿佛磁力摩擦所产生的光芒，从那棵百年老树的木材中散发出来，从那棵已死去的树的心脏、以光的形式逐渐在托盘上扩散开来。那充满沧桑的手指拥有一切美德，那宽阔的手掌从那无生命的坚实木块中汲取了生命本身所潜在的力量。这是一件物品的创造过程，一种真正的信仰行为，就发生在让我看得如痴如醉的眼前。[1]

博斯科在描述这位忠实的老仆人的工作时，他也谈到了要将意识融入最不起眼的工作之中。

> 这种追求幸福的职业，不但没有影响到她的实际生活，反而滋养了她的工作。当她清洗床单和桌布时，当她擦黄铜烛台时，她内心深处涌起的快乐，使她的家务工作生动起来。她迫切地想要完成这些任务，然后回到自己的内心深处，在那里她尽情地揣摩居于那里的超自然的形象。事实上，在她看来，无论自己所做的工作多么平凡，这片土地上的人物都是她所熟悉的。在天使们的陪伴下，她洗衣服，掸灰尘，做着清

1. Bosco, Henri, *Le Jardin d'Hyacinthe*, PP. 192, 173.

洁工作，一点也不像在做梦。

当我们认真地去感知世界上的物品或事件时，我们就会与它们的本质联系在一起。通过与这些事物的连接，我们也向它们分享了属于我们自己的一些本质。世界对人类做出回应，并与我们分享其自身的本质。交流开始发生，物品和空间开始向我们述说。因此，我们将自己的力量、心灵的温暖以及生命力直接倾注到我们所关心的物品或空间里。我们奉献了自己，我们的一部分就生活在那个物品或空间之中。

奥姆拉姆·米哈伊尔·艾万霍夫谈到物品如何转化：

> 是否需要区分神圣的物品和世俗的物品？当你住在一栋房子或公寓里，你在不同的房间摆放了各种各样的物品。你把它们放在那里的原因，要么是它们对你有用，要么是你很爱它们，这使得你每天都和它们接触。那么，为什么不考虑将这些物品神圣化呢？如果你把它们奉献给善与光，它们将对你和你的家庭产生有益的影响。一旦它们变得神圣，你应该尊重它们，小心对待它们，因为你对待它们的方式会再次作用在你自己的身上。即使你对这样的说法并不熟悉，也可以通过思考试着去理解，你可以把你周围的物品转化成神圣的物品，让它们与上天相连，透过它们流动的有益能量也会对你有益。[1]

---

1. Aïvanhov, *Daily Meditations*.

物品无论大小都有其尊严和应有的位置。艺术家迪特尔·齐默尔曼利用我们这个富裕的社会经常丢弃的日用品碎片创作艺术作品，他在自己的网站上写道："为抛弃的物品找到新的尊严。"[1]

囤积强迫症

如果我们无法舍弃任何物品，就会有患上囤积强迫症的危险，这也被称作梅西综合征（messie）。梅西综合征一词是桑德拉·费尔顿提出的，她是一位美国教师，起初无法维持任何形式的秩序。在20世纪80年代，她描述了改变自己行为的困难，并重新掌握生活。[2]如今，她已经写了很多畅销书，是一系列帮助创建秩序的自助手册。她把遭受这种症状困扰的人称为"梅西"，她推测在美国大约有3300万的"梅西"（占人口总数的12%）。但这并非是一个很准确的数据，因为大多数的囤积者并不承认自己是"梅西"。

她将"梅西"定义为个人生活习惯在生活和人际关系方面有着严重问题、家庭秩序不符合社会普遍规范的人。真正的囤积者已经对他们所处的环境失去了控制，混乱的状态对自己和家人都造成了极大的负面影响。他们长期处在压力之下，精神极度紧张，在身体上常常表现为背痛、头痛、呼吸障碍或消化不

---

1. Zimmermann, www.dizi.de.

2. 见桑德拉·费尔顿（Sandra Felton）的网站 www.messie.com.

良等症状。

要理解和帮助处在这种境况下的人，找到原因非常重要，原因可能是多种多样的。并不是每一个在生命中经历过失落的人都会变成囤积者，但所有的囤积者在他们的生命历程中都遭遇过很大的失落。如果持续的失落没有被疗愈，这份失落会越来越大，形成一个需要填补的巨大深洞。很多人并不知道如何填补情感的空白，于是用越来越多的物品来填满他们的家，直到家里变得十分混乱。

还有一些其他原因源自他们早期发育的缺陷，这通常发生在童年的头三年。

★ 如果一个孩子的基本需要没有得到适当的满足，他们一直处在缺乏爱的环境之中，就会影响他们今后的自尊。例如，如果他们遭受几个小时的饥饿或口渴，这会给他们带来一种感觉，即他们不值得被好好照顾，不配拥有温暖有序的家，甚至他们的外表也不会被认可。

★ 如果与母亲或看护人长期分离，或是永久分离，孩子们在情感上可能会有被遗弃的感受。缺乏与亲人的情感维系会使他们终生都充满恐惧。他们觉得自己不够好，无法满足生活的需要，缺乏自信。他们常常感觉受到周围环境的威胁，他们总是认为身边的人只能是对手而不是伙伴。他们不愿意接受别人的帮助，总是想要与物质世界建立起关系，因为物质不会抛弃他们。缺乏安全感，对人际关系充满恐惧，使他们总是感到空虚并认为自己没有价值。

★ 如果一个孩子在发展自主能力的时候，总是受到阻碍，他的意志发展也会被削弱，这将会影响到他的决策能力。

★ 如果在经历痛苦之后，比如经历失业、离婚或丧亲之痛，却没有足够的时间去抚慰自己的内心，那么孤独感和内在的混乱就会表现为外部的混乱状态。

★ 分离或丧亲会使一些人失去生存下去的意志，或是对生活失去目标。缺乏自我价值感和空虚的状态会强化内在的混乱，内在的混乱会显现在外部环境的混乱中。

不是每个无序的人都是"梅西"

并非每一个被混乱或杂乱环境包围的人都是"梅西"，但确实会有一些没有条理的人躲藏在"梅西"这个标签后面，只是因为"梅西"听起来会比说成杂乱无章或邋遢更好。通过媒体的角度，我们常常会有这样的印象，"梅西"仿佛只是来自社会底层。但是实际上"梅西"来自各行各业，他们的日程总是安排得很满，因此他们总是无法抽出时间来进行整理，这也是他们成为"梅西"的借口。科学家、诗人、作家、哲学家、艺术家也可能会遭遇这种痛苦，尽管他们的成就激励着整个世界，但他们中的许多人都渴望在有序的环境中享受每一天平静的生活。我们所钦佩的这些人，为什么也遭遇着生活的混乱、强迫性的囤积或疏于照顾好自己呢？

许多艺术家可能认为，他们拥有非凡的才华，他们不必按照社会的规则和纪律去生活。一些人也许觉得恰恰是他们生活的失衡与所遭受的痛苦，成就了他们的才华，因此他们觉得这样混乱不堪的生活是合理的。不可否认的是，伟大的哲学或艺术作品都诞生于巨大的痛苦之中，这些痛苦是创作者必须以极大的努力去克服的。然而，要真正解决这些问题，自我觉知和努力是非常必要的，否则这些问题只会造成更多的痛苦和焦虑，并退化到混乱无序的状态。

我常听到这样一句话："笨蛋才需要秩序，天才驾驭混乱。"但事实上，在我所遇到的那些混乱无序的人当中，天才少得可怜。

有的情况会使人暂时不知所措，无法建立秩序。例如：卧病在床、生孩子或情绪抑郁。如果紊乱是由这样的事情造成的，当事人通常很乐于寻求帮助，然而，真正的囤积者很难去接受他人的帮助，因为他们并不知道或不承认自己有问题。

如果混乱来自暂时的情境，并且人们愿意寻求帮助，那么问问他们，最困扰他们的是什么。这也许是一个好的开始，有可能找到引起这种无序状态的原因。

曾有一位客户要求我帮她整理公寓，她已无法自己重建秩序。她一直是一个有条理的人，但在最近几个月，混乱已占据整个公寓。她说自己的卧室需要最先清理，因为在这里她已寸步难行。但就我所见，我并不觉得有那么糟糕。她卧室里的桌子上摆满了东西，以至于一些物品掉了下来，盖住了周围大部分的地板。我仔细看了看这个房间，然后问她："你在这张桌子底下藏了什么？你在隐藏什么？"

她全身发抖，愤怒地看着我，然后开始哭泣。原来这里有一封来自她姐姐的信，她和姐姐就父母的遗产问题发生了严重的争执。她十分痛苦，却没有勇气给姐姐回信。我们花了很多的时间和精力才从一堆杂物中找到这封信。我建议她即刻回信给姐姐。起初她几乎无法呼吸，就像笼中的困兽一样在房间里踱来踱去，流了很多汗。她花了半个多小时才冷静下来，然后提笔回信。完成后她迅速地在信封上写下地址，把信送到了邮局。当她回到家时，如同变了一个人，她脸上的表情放松了，脚步也变得轻盈。她现在真的想开始整理了，然后，只花了几个小时我们就把整个公寓打扫干净了。很显然，这并不是一个梅西综合征的案例。

寻找解决方案

经验告诉我，真正的囤积强迫症患者，自助式书籍几乎对他们没有什么帮助，或者充其量只是暂时有作用。即便请他人帮忙做大扫除，也只能解决一时的问题。打扫之后，新的空缺需要再次被填满，因为他们在这个过程中并没有发生任何内在的变化，只是症状得到了改善，但是并没有找出根本的原因。

我的一位同事的弟弟来参加工作坊后，立即请我的那位同事帮忙一起清理。我的同事非常高兴也十分乐意，他们一起做得很好。但是，她的弟弟却在第二天因急性精神病住进了医院，他好像服用了过量的药物。

我曾有机会与德国弗莱堡的心理治疗师及囤积强迫症专家维罗纳卡·施罗德一起工作了 14 个月，我们一起参加了一个自助小组。从这次的经验中我明白，囤积强迫症患者需要有专家专门针对他们的具体症状对他们施以援助。维罗纳卡·施罗德与患者及其他们的伴侣和家庭成员一起参加治疗研讨会、小组会议和个人会议。她与弗莱堡大学一起发起了一项关于研究囤积强迫症及其原因的科学研究。

我想介绍一下维罗纳卡·施罗德的一些研究成果。

> "梅西"现象往往具有保护的作用，使受害者不再重复受到过去错误行为的侵犯。通过回顾自己的生命故事，"梅西"通常能够找到自身问题的根源，然后学会充满爱意地接纳自己的生命故事。他们会重新找到属于自己的尊严和价值。出于他们自己的主动性，他们才能一步一步地解决当下这种囤积和混乱的状况。将囤积强迫症看成是某种精神和心理上的障碍，通过合适的治疗，才有可能成功。我们的目标是让他们可以在正常的、"健康"的无序中，以及自己决定的、计划的秩序中，自由地流动。在此之前，他们无法做出任何选择。

> 如果所有参与的专业人士和团体一起配合治疗，患者将会得到全方位的支持。这样的治疗能够为囤积者带来根本和可持续性的改变。

对专业人员和家庭成员的影响

面对"梅西"，老年人健康和护理方面的专业人士、治疗师以及有经验的社工，也常常和其家人一样感到束手无策。无论是善意的鼓励、威胁或是对抗，都不会带来根本的变化，甚至还可能会增加阻力。感觉到无能为力和真诚地想要帮助对方的心愿，这两者之间所产生的矛盾和纠结，是专业人士和其家人要面对的最大挑战。通常需要马上采取行动的原因，大多是由卫生状况引发的，比如出于关心家中易受伤害的孩子的健康状况，或是房东、邻居对卫生情况不满进行投诉。

强迫这些囤积者进行清理，或是借助第三方来进行干预，都无法让他们自己承担起个人责任。这将加重他们的无能感，导致他们放弃并且缺乏自信。不久之后，原有的状态将再次出现。

治疗过程可以通过个体咨询，也可以通过支持小组进行，例如开展研讨会或工作坊。许多参与小组治疗的朋友，都体验过与其他患者进行交流，这是非常有益的，他们的孤立感由此被打破，他们获得了对于自身发展的宝贵建议和支持。他们的伴侣和其他家庭成员也能一起参与到这一过程中。

家访是非常好的辅助措施，因为可以体验到个人问题领域，有助于制定更为适当的治疗策略。

在家寻求帮助

就像前面说的那样，我们可以先问一下自己，首先要解决的是什么问题，是内在问题还是外部的问题？我还是会建议两者同时去解决。我有一位客户已经接受了 12 年的治疗，尽管她知道问题的根源所在，但她家里的状况却在慢慢恶化。她的个人意愿一直都没有被激活。

外部问题可以在精心考虑与设计的步骤中进行转化，当然如果是一位有经验的人来协助会更好。通常来说，最好不要和家人或关系亲密的人一起去应对外部问题，因为这个过程中很容易暴露出患者脆弱的一面。有趣的是，我与这些客户交流时，发现他们常常做了非常多的计划，想要完成很多事。这反映出他们在做决定时，并不知道需要花多少时间和精力来完成他们所列出的计划。他们雄心勃勃地向我展示他们所列出的清理计划，这些计划都太宽泛又复杂，于是我立刻明白了他们为什么从未真正成功过。所以，我们要在一开始，就针对计划在步调上达成一致。很重要的是不要做过头，清理一个囤积者的家需要持久的耐心，这是一场马拉松，而不是百米冲刺。

　　我有一位客户，我们计划要做的第一件事是，找到逾期的纳税申报表所需要的所有文件。但在我们开始前，我建议先清理客厅里的一张小桌子，以方便我们后面的工作。我们清理了本不该放在桌面上的所有物品，将小桌子擦洗干净并进行了简单装饰。我认为桌面应该长期保持这种整洁的状态，这也将作为我回访时第一件要检查的事。然后，我们才开始寻找必要的文件。

　　在整理过程中，我们建立了简单、实用的文件归档系统。日后我们清理出的所有文件都可以立即归档。但我并不期望仅仅在一两次回访后，她就能够自己完成。我们也设定了一个长期目标——把整个公寓打扫干净，这样她就能在九个月后邀请客人来家里过生日了。她已经十多年没有邀请过朋友来家里了。

　　我们从厨房开始，接着是走廊，然后是阳台。每一次，我们都会清理堆积如山的纸质文件，对它们进行分类，并将重要文件进行归档。在她生日的前一周，我们完成了计划清单上的所有项目，现在她可以邀请客人了。在这个项目中，整个过程只花了我

100 多个小时。

　　最重要的是先决定从哪里开始，然后持续地朝着目标努力。在这个过程中，不要有外在的压力，不要让他们去做满足他人期望的事情。囤积症患者需要出于他们自己真正的需要，用自己的意志力来做出决定。他们将完全自由地行动，并对自己的所作所为负起责任。

安排自己的一天

　　当一天被安排得非常有条理、有规划时，可以增强我们的力量，让我们充满活力。即使刚开始的时候需要很多的努力和很大的勇气才能合理地安排好计划，但这一切都是值得的。节奏和结构可以增强我们的安全感，并且可以真正地支持我们所付出的努力。请一位你信任的人来协助你进行安排，试着坚持做到有规律有节奏。例如：周二上午 10 点练瑜伽，周四下午 2 点购物，周五早上 8 点洗衣服等。首先尊重你的个人喜好，然后依据这些需要重复去做的事规划你的生活，这有助于让你自己保持节奏。你的一天计划得越好，你就有越多的时间和精力去做好这些事情，而不是把时间浪费在如何做决定上。同时，确保每天留有 10 分钟来做清洁和整理的工作。

　　不要把标准定得太高，当问题再次出现时，重新调整也是学习的过程，一切都有重新开始的可能，不应该在问题出现时就认定为失败。这样做可以避免自己在过程中感到气馁和沮丧。

　　不要忽视你的个人需求，去享受音乐会，去看电影，花时间和朋友在一起，或者去散散步。这会帮助你保持头脑清醒，你必须下定决心使自己的身体恢复健康。

　　清洁也是在创造空间，但在创造空间之前，你需要先创造距离。清洁的第一步便是创造健康的距离。我的一位同事汉斯·克里斯蒂安·泽特曾这样描述创造距离：

> 　　如果我们离一个对象太近，我们既看不清楚它的形状，也感觉不到它所带来的情绪或气氛。对象的特征、心情、氛围等都是它所呈现出来的超感官信息。如果离对象太近，我们就吸收不到这些信息。要体验这些超感官信息，则需要一些距离。当我们在一个空间里进行清洁和创建秩序时，也必须包含这些品质。然后，我们才能将一些造成困扰、引发痛苦的事物转化成有序、美丽、和谐的事物，所有的这些品质都包含在希腊单词"宇宙（Cosmos）"当中。

问题与回答

◆ **什么样的程度才算是足够有序？**

　　这是非常个人化的。有一个可行的答案是，如果你可以随时接待不速之客的到来，不会觉得不好意思，也不需要向他们解释你房子当前的情况，那么你的房子就应该是十分有序了。

💧 **创建秩序对于我来说不是问题，但维持秩序似乎是不可能完成的任务。这有时会让我发疯，怎么才能改变这种状况？**

秩序可以维持多长时间呢？是什么造成了无序？例如，如果每天晚上睡觉前，家里的每一位成员都环顾一下房间，看看厨房、客厅、浴室等，检查哪些物品是属于他们的，拿走属于各自的物品，那么当早上起床时，房间会保持一个基本的秩序。把报纸、账单放回它们应在的地方，这也会对你有所帮助。在厨房里，把不再使用的工具放回原处。你可以在一段时间里仔细观察自己的行为，我手上的物品该如何处置？你也可以特别用心地照料一个地方，让这里持续保持整洁大约两周左右，这将成为你的一个新习惯。

💧 **我打扫屋子的情况总是很不理想，我认为自己不可能再拥有秩序了。即便我开始清洁工作，当打扫完最后一个房间时，其余的房间又都回到了之前的状态，我甚至还没有碰过阁楼和地窖。我该从哪里开始呢？如何开始工作？**

如果情况如此糟糕，我建议你先忘掉阁楼和地窖。当然，目标还是放在创建秩序上，收拾整理那些散落混乱的物品，但现在的首要任务是在日常生活中找到一个固定的节奏进行清洁整理。首先，餐桌上有食物，每个人有干净的衣服穿，房子保持足够的干净以避免害虫的入侵。然后确保账单已付清，这样你就保证了有电、水用，可以打电话并有保险。

要管理好这些事情，你需要在每周或每天有一个固定的节奏。规律性的节奏会对你有所帮助。一旦你找到了适合自己的节奏，并且坚持下去，那么就能慢慢地影响到你家里的其他人。如果你有一个处境相似的朋友，那么你们可以共同开始这项工作并经常交流，我相信这可以帮助到你，你们可以互相支持。

◗ 我如何决定自己应保留什么，扔掉什么，或者对什么进行断舍离？

最好不要从你是否还需要它这个角度来考虑，而是问问自己为什么还保留它。扔掉它会让你感到内疚吗？它对你意味着什么？它带给你的是快乐还是一种负担？不要保留任何无法带给你快乐的物品。

◗ 我的房子似乎总是处于塞满的状态，要如何改变？

维持秩序通常要从购物开始。在商店购物时，先问问自己，你是否真的需要手中的东西？你想买它是因为它足够便宜吗？你是否成了家里其他人的垃圾桶？别人不想要的东西是否都堆到你这里呢？如果是这样的话，你需要学会拒绝。你也可以决定，每当家里有新的物品进入，旧的物品就必须离开。我丈夫面对鞋子就有这样的问题。每当他买一双新鞋时，我想要知道旧鞋他会怎么处理。然后，接下来我们常有这样的对话：

"这样我们可以扔掉这双旧鞋了吗？"

"不，我想留下这双在做清洁时穿。"

"但是你已经有一双做清洁时穿的鞋了。"

"是的，但是那双我想用来做园艺时穿。"

"这意味着我们可以扔掉之前旧的园艺鞋了。"

"如果下雨后我需要在花园里挖些土的话，我想可能会需要这双的。"

⬤ **我朋友的房子总是有点乱，但是我从来没有感觉到他家不整洁，但为什么我自己的房子一乱就感觉到很无序呢？**

我认为这与基本的秩序、整理和照料有关。房子是否得到了很好的照料，人们是可以感觉到的。正如我们可以感觉到混乱，当所有东西都被匆忙地塞到床底下或橱柜里，这只是创建秩序的假象；我们也可以感觉到房间里的秩序井然，即使桌面被完全覆盖，地板上满是玩具，看第一眼可能会给人一种混乱的印象，但可能只需要几分钟就可以重新将房间清理出来。

⬤ **有没有可能教一个有经验的人按照我希望的方式进行打扫？**

我曾经急需找到一位有经验的员工来帮助清洁实验室。学生们无法完成这项工作，因为清洁工作都是在上课之前的早上进行，那时学生们还没到校。于是，我找了一位之前来申请过清洁工作的来自波多黎各的年轻女性。我请她的丈夫把她带到我家，因为她不太会说德语，我可以教她如何清洁。她丈夫向我保证，他夫人曾在多家清洁公司工作过，但我仍然坚持要她来我家接受指导。

事实证明，这是一项非常不容易开展的工作。她坚持认为她懂所有事情，对我指导她的所有内容毫不接受。我给她一瓶清洁剂，让她把厨房的水槽清洗干净。

"维姆[1]在哪儿？"她问我。

我告诉她，她应该使用我给她的清洁剂。她在表面上喷了几下，嗖的一声，很快就完工了，甚至连水槽的角落或水龙头都没触碰到。

"这里并没有打扫干净。"我说，然后我告诉她哪些地方她没有清洁到位。

她重新清洁水槽，但并没有任何改变。然后我教她如何吸尘，她又一次忽略我的建议，她只用吸尘器在她四周呈扇形进行吸尘。我已经感到非常失望了，然后我说："现在我教你如何打扫厕所。"

我拿着清洁工具和材料，跪在马桶前，开始彻底地清洁。这时她变得非常安静，我觉得她的全部注意力都集中在我如何工作上。我们一句话也没有说，当我清洁完厕所后，她两眼发光地说："你打扫得真干净，我很喜欢你的清洁方式。"

我再次请她清理厨房水槽，这次，我不需要再说什么了，她已经知道如何进行清洁。她在我这里工作了六个月，非常受欢迎，而且她的工作也得到了很高的评价。

---

1. 编者注：一种清洁剂的名字。

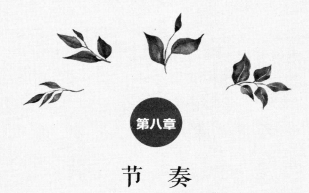

第八章

节　奏

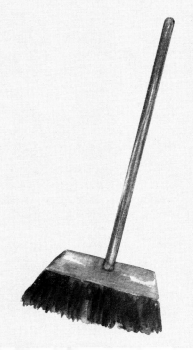

健康的节奏很重要，而且需要保持。整个宇宙都充满了节奏，有节奏的地方就有秩序。

当我向别人介绍清洁这份工作时，总是会强调节奏的重要性。有节奏的工作不会使人疲倦，如果我们只是依靠肌肉和意志力工作，将使我们的肩膀和脖子变得紧绷，身体也会感到疲累。

当我们全身心地投入一项特定的活动中时，我们就会找到适合自己的节奏。这时，工作会变得更容易，如同得到了外力的帮助，疲倦感也会随之消失，我们被满足和愉快的感受包围着，有时甚至会觉得被赋予了额外的时间。

在许多不同的文化里，节奏定义了日常生活。在南非，当我还是个孩子的时候，常常看到人们在挖掘工作时会随着号令者的节奏一起唱歌，这时如果有一个喜欢高效工作的白人工头来要求他们停止唱歌，并且希望工作节奏再加快一些时，那么节奏往往会被打乱，工人们的动作也会停滞下来。

在约翰内斯堡的街头一角，有一个黑人小男孩在那里擦鞋。我很喜欢看他工作时总是哼着欢快的小曲。一天，有一位牧师来擦鞋，问男孩为什么不在干活时歌唱上帝，于是男孩唱起一首教堂赞美诗，但刚刚唱了两句，他就停下说："不，先生，以这个曲子的速度，我永远也擦不完手上的鞋。"

我们经常谈到"健康的节奏"。节奏不能与例行公事混为一谈，生活中每一件重复的事情都有可能变成例行公事，没有什么比用一种重复单调的心态面对日常工作更令人压抑的了。但是，健康的节奏会给生活增添色彩，让工作变得更加简单。

在日常生活中，尤其是在一些小事上，节奏尤为重要，现在的人经常处于节奏混乱的状态。人们很难自己创建出清晰、有条理的节奏。而只有创建出节奏才能更好地建立秩序。我们要不断努力地去区分必不可少的事和无关紧要的事，我们必须确保自己专注于重要的事情，而不受其他事物的干扰。

我们每个人都需要决定如何组织和安排家务工作，目的是要让自己安适自在，而不是匆匆忙忙地从一项任务冲往另一项任务。如果我知道周三是洗衣日，就不会在其他时间担心衣服还没洗。做家务有节奏，生活也会更加有节奏。与例行公事相反，节奏是灵活而有活力的，它能够支持我们的生命和成长。

当孩子们还小时，稳定的节奏尤为重要。起床、吃饭、上学、运动、上音乐课、做作业、照顾宠物、洗漱、刷牙、读故事、睡觉，这些都是家庭生活的一部分。想要应对好这一切，我们需要节奏，节奏保持得越好，一切进行得就越顺利。

食物

我曾经住过一所房子，在那里我可以透过邻居家门口所散发出的气味辨别这天是星期几。星期一是洗衣日，这一天会吃通心粉；星期二是熨烫日，这一天吃水果派，根据季节的不同会加入不同的水果；星期三，会将整个公寓彻底吸尘，会散发出比萨的香味。就像这样，一周中的每一天都有固定的内容。许多人都已发现，有节奏地安排日常生活会使生活变得更加简单。

在计划和安排节奏时，首先要考虑的是与食物有关的事情。

食物采购（不管有没有购物清单）回来后需要拆包和存放。整理、清洗、分类和处理丢弃物，这些都是烹饪食物的一部分。如果有菜园，还应该考虑到一年的节奏：播种、种植、除草、浇水和收获。如果孩子们能一起经历这些过程，将是非常宝贵的经历。

我们需要有空间来存放物品，需要锅碗瓢盆等工具来烹饪食物，吃饭时需要桌子、椅子、桌布、盘子和其他餐具。所有这些都需要预留空间，并对其用心关照。厨房一直是家的核心，现在也是如此。这是因为我们会在厨房做大部分的家务工作，所以应尽可能把它设置得更舒服些。不常使用的物品不应占据厨房宝贵的空间，这会使我们不方便操作。要不时地进行检查，查看厨房里的物品是否被放置在适合它们的地方。

当我的孩子还住在家里时，我们有一条规定，男孩和男人负责在中午洗碗，女人则负责在晚上洗碗。男孩扫一天地，女孩扫一天地，轮流进行。这样建立的节奏非常根深蒂固，就连来访的孩子们也会自然而然地参与其中，因为这样他们才能快点结束，好一起去玩耍。

衣服

一提到衣服，就让人想到一系列需要做的事情：买衣服（或是自己缝制）、洗涤、处理污渍、修补、熨烫、折叠、存放，以及处理和丢弃不需要的衣服。现在修补和织补衣服的人已不多了，但缝纽扣、补破洞、收裤脚、更换拉链等工作还是需要去做的。那么，什么时候来做这些呢？如何做呢？

我在熨衣板旁边放了一个小小的针线包，当衣服出现问题时，我就可以直接修补了。在我姐姐的家里，她的家人总是知道在哪里能找到他们不见的衣服，因为她的补衣篮里总是装满了衣服。我有很多朋友一边聊天一边编织，但她们却很少去修补衣服，尽管聊天的时候也是修补的好机会。我的一位朋友总是在等待医生的时候，带一些东西修补。

污渍在刚刚产生的时候很容易去除，如果时间久了就需要浸泡一段时间才能去除掉。熨衣服和折叠衣服前，先检查一下刚洗过的衣服，不要在有污渍的衣服上熨烫，那样的话污渍通常不可能去掉了。

熨烫衣服的时候可以听听音乐、有声读物或是讲座，也可以看一些电视节目。当孩子们长大一些，他们就能自己熨烫衣服了。我很早就不再帮孩子们熨衣服了，就连我的丈夫也学会了自己熨衣服。

有的人习惯把衣服放在客厅里摆上几天，如果衣服不及时收好，常常会发生在衣柜里翻来翻去找衣服的情况，这样的话会弄乱其他衣服。

买新衣服和处理旧衣服同等重要。一个人到底需要多少件衣服呢？一件衣服可以流行多久？孩子们的衣服保留多长时间合适？不会再穿的衣服，不管是自己买的还是别人送的，还需要保留下来吗？一些漂亮的衣服已经不再适合我了，该怎么办呢？衣柜里装满的衣服，或是放在地下室、阁楼里的不常被注意到的衣服，是否值得留下来呢？那些曾经为我们所用、服务于我们并给我们带来快乐的衣服，被我们这样随意对待，真的好吗？

换季时整理衣柜是一个很好的机会，如果看到已经多年未穿的衣服，这不正是一个很好的断舍离的机会吗？如果这样做仍然很困难，我们可以选择先存放好这件衣服，但是对自己说："如果我今年夏天还是没穿它，那么冬天来的时候就可以将它送走了。"

还有床上用品，是否有固定的节奏进行更换和清洗？换下来的床上用品在洗涤和晾干之前，是否有足够的床上用品可用于更换？

整理和清洁

从前，宴请客人是神圣的任务。如今已经发生了变化，人们开始羞于接待客人，也许是因为打扫卫生会给他们带来太多压力。当这种情况极端化时，甚至会导致社交孤立。

再次强调，找到适合自己和家庭需要的节奏很重要，并且这种节奏必须适用于家中的每个人。有的人喜欢每天做一些清洁工作，例如：周一打扫浴室，周二打扫客厅，周三打扫卧室，等等。如果这种方式有效，就坚持做下去。

对我来说，每周做一次清洁工作就很好。如果一直有"等我有空的时候就去做家务"这样一种想法，会让我感觉有某种压力一直压在我的肩上。当孩子们还住在家里的时候，我们总是在星期四下午打扫卫生，因为这一天的下午他们不用到学校上学。我和丈夫都是自由职业者，我们会在星期四下午不安排任何工作。

房子被分成四个区域，浴室和厕所是我的工作区域；女儿负责掸去灰尘，照料植物；儿子用吸尘器打扫走廊和楼梯；丈夫用吸尘器打扫楼下和主卧。孩子们负责自己的卧室，厨房则是每天都要清洁打扫。我们每个人用不了一个小时就能完成各自的工作，这意味着我们每周总共只需 4 个小时做清洁。如果某人因为一些原因不能在周四下午参与清洁工作，那么他就需要在周三提前完成他的任务。经验告诉我，如果把工作拖到后面再来追赶进度，通常效果都不好或者很难做到。

如果在周三晚上有朋友来访，角落里可能会出现一些绒毛或灰尘，但我并不会介意，因为我知道周四我们就会打扫干净。如果有令人不安的脏乱存在，我会立即处理让脏乱消失。除此之外，一周的其他时间里，我都可以休息。

一位参与工作坊的女士告诉我，她找到了鼓励小女儿整理物品的方法。她会站在门口说："我看到了一个东西，它是蓝色的。"然后所有的蓝色物品都会被小女儿找出来放好。小女孩还会想要继续整理另一种颜色的物品，于是房间很快就会被全部整理好。

碗碟应该在饭后立即清洗干净，或是放进洗碗机里进行清洗。借助洗碗机可以用更少的水、洗涤剂和时间，更快地清洗碗碟。如果脏碗碟一直堆放在那里，气味不只会影响厨房，还会影响到其他房间。尤其是在夏天，要避免留下脏碗碟过夜，因为有可能会引来昆虫。

我喜欢早早起床，这样我就有了独处的时间和机会。在这段时间里，没有电话的打扰，只有平和与安静。我可以冥想、阅读、写作，或是修补衣服，也可以平静地收拾一下东西。这个时间对我来说是神圣的，当我在火炉上放上水壶，整洁的厨房让我心情愉悦。

一位美国的朋友告诉我，她总是在早上清洗前一天晚餐时家人使用过的咖啡杯和碗碟。对她来说，这是她一天日常生活的开始。我向她保证，我无意改变对她有益的事情，尤其是在她感到愉快的情况下。但在一年后我再次见到她时，她微笑着对我说："一切都变了。家里的每个人都在晚饭后洗碗，然后把碗碟收好。这几个月以来，我一直享受着清晨的宁静，并且在这段时光做了很多长久以来想要去做的事情。"

我很关注的另一件事是浴室的洗面池。刷完牙后，我会立即用软布把它擦干净。因为每天都清洁它，所以我不需要借助清洁剂，而且只需要 30 秒。而每当我起床时，总是能看到一个明亮干净的洗面池，这带给我一种特别的清新感。

个人卫生也是清洁的一部分。孩子们洗澡、洗头、剪指甲有固定的节奏吗？宠物也需要清洁和照顾，刷牙、除虱、洗澡，猫砂盆和食物碗需要每天保持清洁。这些工作是在一周中的哪天或是一天中的什么时间完成呢？也有它的节奏吗？

一旦建立起健康的节奏，就要在各项任务上保持下去，家庭将会运转得更好，家务工作会更加高效，少些辛劳和挣扎。

房子的日常维护

简单的日常维护是我们可以自己做的，而重大的翻新、维修、保养则需要专业人员来操作。在做日常的清洁打扫时，我们可以查看家里的灯泡是否正常工作，吸尘器的声音是否异常，是否散发出难闻或刺鼻的气味。松动的电线应该在发生短路之前修好它。我们要学会运用感官，尤其是嗅觉去分辨，比如即使看不见老鼠，但你可以闻到它们的气味。下水道里散发的气味会告诉我们那里可能出现了问题，而煤气的气味会提醒我们查看是否有煤气泄漏。我们所看到的则可以提醒我们其他方面的情况：马桶后方出现钙沉积，表明内部的密封圈可能已损坏；水槽中出现石灰沉积物，则说明水龙头或水管连接处漏水；不明原因的水渍也表明有漏水；出现霉菌表明湿度过大，通风不良。这些问题都需要立即进行维护。

定期更换和清洗吸尘器里的集尘袋，可以避免吸尘器出现故障，尤其是家里有不同的人同时使用一台吸尘器时，更要经常更换、清洗集尘袋。滤网更换的频率不必太高，但也不能忘记。

清洁排水沟、清除花园瓷砖上的青苔、重新粉刷、维修锅炉和除垢、为窗框上漆等，都需要有自己的节奏，并且常常需要专业人员的帮忙。

生活习惯

所有这些内容加在一起，看似很难、很烦琐，但是当你经常练习这样做的时候，很多事情就会变成健康的习惯。例如：你一回到家就把钥匙和外套挂在固定的地方。为每件物品找到固定的位置放置，会为你带来很大的益处。临时存放，只是暂时解决问题，从长远的角度来看，那将花费你更多的时间。

　　我放在楼梯下面、准备稍后要拿上楼的物品，一定会在晚上上楼时带上去。但请不要认为，对我来说一切都像时钟的指针那样精确运转。生活总是有惊喜在等着我们，但是我掌握着自己的家庭节奏和规律，我既不觉得被强迫，也不需要向任何人证明任何事情。在夏季，总是会有一些事情做不完，因为花园里有很多事情需要优先处理。我会尽力做完该做的工作，或是在事情将要失控前提前进行干预。

　　在房子里走来走去时，花点时间列个家务清单是个好主意。家里现在看起来怎么样？有哪些需要立即解决或改变的，有哪些可以再等等？不要一开始就失去信心，很有必要试着迈出第一步。先确定主要问题在哪里，从哪里开始着手。我们想要改变哪些习惯？如果我们生活在一个大家庭中，这些习惯可能不仅仅是我们自己的个人习惯，也是这个家庭所有成员的普遍习惯。很需要团队合作，也需要清晰的沟通，有时也可以通过家庭会议来达成共识。进行家务安排，显然不是每个人的强项，但在许多家庭中，这些非常有效。

　　我们每个人都需要清楚什么对我们来说最为重要，如果有些事情只对你个人很重要，就不要将它安排到整个家庭里。在我们家里，花就是对我而言最为重要的，我总是最关注和在意它们，所以我负责照料家里的鲜花。

　　我最大的挑战是维持秩序，建立秩序对我来说比较容易，但要维持秩序总是难以实现。我婚后刚来瑞士时，犯了一个大错误，就是在卧室里放了一把椅子。然后，我注意到我的衣柜总是空的，椅子上总是堆满了衣服。我发现每当我想穿一件衣服时，都要先熨烫或者洗涤，这让我非常厌烦，于是我想要改变这一状况。我把椅子拿出卧室，在浴室里更换衣服。这样，我会把衣服放到该放的地方，例如洗衣篮里、晾衣钩上，或是放回衣柜，这样我就可以再次穿了。

和许多人一样，我在文案工作方面也总是犯难。为此，我准备了一个有六个抽屉的小柜子，给每个抽屉分别贴上"银行、发票、房屋、税收、信件、丈夫"的标签。我把所有的文件都重新整理归类，放到相应的抽屉里。信封、广告宣传单等直接丢入废纸篓。发票每月支付一次。

我还有一个重要的仪式，就是在每天晚上检查家里的公共区域，厨房、客厅、餐厅、走廊、浴室，找出不属于那里的物品，并将它们归位。如果每个家庭成员都管好自己的包、毛衣、杂志、乐器等，家里的秩序就会保持得很好。这是一个很好的习惯，有助于大家的共同利益，也为第二天带来一个很好的开端。

我还在寻找自己不能很好维持秩序的原因。通过反复练习，维持整洁的环境会变得更加容易，家庭里的成员也都可以发展出新的技能。如果在孩子们还很小的时候就让他们有规律地按照固定的节奏去不断完成这些任务，孩子们的意志力和责任感就会得到增强，也会变得可靠和值得信赖。

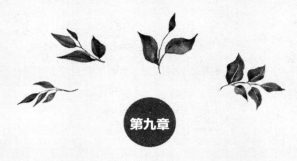

第九章

家庭生活与成长中的孩子

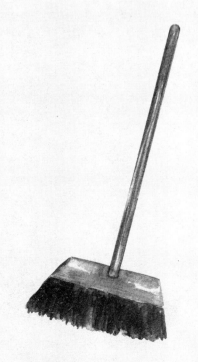

儿童所在的周围环境以及他们在环境中获得的快乐，必须被视为他们构建和塑造身体器官的力量。他们需要外表和行为都很快乐的老师，最重要的是，老师们要真诚，并对孩子们充满真挚的爱。这样一种在孩子们的周围环境中温暖流淌着的爱，"孵化"了他们的物质身体，为他们的身体器官进行塑形。

生活在这样一种充满爱和温暖的氛围中，并有真正的好榜样可以让孩子们模仿，他们也就会在适合自己的环境中鲜活起来。因此，人们应该避免在孩子们面前做任何不适合他们模仿的事情。

——鲁道夫·施泰纳[1]

为人父母的压力

想要拥有归属感的压力不仅仅存在于青少年中，在各行各业中都能感受到。有一技之长的妈妈想要从事自己的职业；其他一些妈妈感到快被家里的家务压到透不过气，感到有必要展现自己，追随自己的兴趣去从事其他的工作或做一些志愿工作。

许多人感到烦躁不安，因为他们认为在自由思考任何形式的自我发展之前，必须先整理和安顿好日常生活。我们不应等到所有的事务处理妥当后再走上自我发展或灵性的道路，因为任何事情都不会得到永久的解决，新的问题总是层出不穷。自我成长的

---

1. Steiner, *The Education of the Child*, p.22.

灵性之路，也可以帮助我们更好地解决日常问题，它能让我们变得更坚强，更有耐心，更明智。努力在自我发展和日常家务之间找到平衡，这实际上已经迈出了自我发展的一步。

身为父母，我们总是会尽力为孩子着想，但是我们都会犯错。可我们不应灰心，也不应认为我们之前所做的都是错的，学习新事物或改掉旧习惯永远都不会太迟。

市面上已有许多自助书籍，但这些书中的观点通常是相互矛盾的，这一类书也可能增加父母的压力，让我们感到更加不堪重负。满足孩子们一切的物质愿望并不是最重要的。大多数孩子都能感受到父母真诚的努力，这将有助于孩子的茁壮成长。

教育孩子就像在走钢丝，对待孩子和自己，我们都需要有很大的耐心。孩子们的成长需要时间的不断累积，他们走向成年的道路是一条不断转化和发展的路，不能过于仓促。重要的是，不要把标准和理想设定得过高，过高的目标会使我们和孩子负担过重，也容易令我们感到沮丧和失望。

孩子周末去朋友家做客，朋友的妈妈打来电话告诉我们，他是一个非常有礼貌的孩子，帮助了他们许多，那一刻我感到非常的美妙。尽管在家里他并不总是这样，但在接到这样的电话后，我们知道自己的孩子已经学会了一些事情。

这本书不是关于儿童发展的，然而，20多年来举办的众多研讨会让我意识到，如果年轻的父母能够更多地了解儿童发展的重要性，可以避免很多痛苦。因此，我想提及几个方面，并从我自己的经历中举一些例子。

自由玩耍

托马斯·马蒂是一位德国的人智学教育讲师，也是三个孩子的父亲，他认为自由玩耍是早期教育的一个关键因素。

> 在玩耍中，孩子们并没有意识到他们正在通过自由玩耍学习社交技能。这里强调的是自由玩耍，而不是有组织的游戏活动。这些社交技能包括角色扮演、问题解决、对话、危机管理、创新和创造力。孩子们的想象力在他们自由玩耍的过程中得以增强。这些社交技能也被称为软技能，是孩子形成性格的基础，也是现今社会中各类公司董事、政界精英所需要的。社会生活中需要更多的人在处理某些情况比如危机事件时，能够表现强大，并能够制定切实可行的解决方案，而不是深思熟虑的方案或计划。[1]

家长经常认为他们必须教会孩子如何玩耍和玩什么，但是孩子们自己决定玩什么、怎么玩，才是属于他们自己的财富。作为父母，我们应该让孩子自己建立和周围环境的关系，他们可以通过探索、尝试和实践来学习，我们要尽量为他们消除任何阻碍和屏障。理想情况下，这些探索、尝试应该在一个能够激发他们兴趣的环境中进行，同时要保护他们的安全。

孩子们总是对他们周围的事物与环境持开放的态度，不经过滤就把外部的所有东西全部吸收进去，并让这些作用于他们。他们的内在完全处于模仿的状态，接受这个世界所提供的一切，以

---

1. *Schatzkammer des Lebens: die ersten sieben Jahren des Lebens, Anthrosana,* No 210.

及成年人所做的所有示范。孩子们想要像成年人一样，他们所看到的、体验到的和模仿的事物会对他们产生深远的影响。

在我刚成立公司不久时，每天都很忙碌。在许多时候，我没有足够的时间陪伴孩子散步或做游戏。相反，我总是让他们参与我的家务工作。当我认真地做着必须要完成的家务工作时，我知道他们就在我的身边，这很重要。

曾有一位年轻男士来参加我的工作坊，他想学习一些基本的家务技能。他告诉我，他小时候很想帮助妈妈做家务，但他妈妈总是说她自己做家务更容易，他应该去玩。作为父母，让孩子一起参与到家务活动中，可以让他们不错过学习基本生活技能的机会。

孩子们在生命的早期要发展他们的身体器官，特别是大脑。孩子们的活动，可以帮助他们的神经元相互连接。因此，让孩子们以正确的方式活动，并为他们创造合适的环境非常重要。我们要确保他们得到足够的神经刺激，并实现既不过度也不枯燥的营养平衡。我们所说的一切，围绕孩子所做的一切，比如给孩子换尿布的时候如何触碰他们，哺乳时如何对待他们，都被他们吸收并产生影响。他们在户外自由玩耍和坐在电视机前，对他们来说有着完全不同的体验。（研究表明，不仅电视节目的内容，还有坐在电视机前被动的姿势、专注的凝视，都会对孩子产生长期的负面影响。[1]）孩子天生好动，乐于探索真实的世界。

---

1. Spitzer, *Lernen: Gehirnforschung und die Schule des Lebens*, and Palmer, *Toxic Childhood*.

模仿

　　教育始于家庭、始于摇篮，我和孩子们在厨房里一起度过了很多快乐时光。在这里，他们能够完成一些小任务，培养出对自己的信心，并感觉他们也可以实现小小的目标，为这个家做出贡献。

　　在生命最初的七年里，孩子正处于模仿的时期。他们观察并模仿，他们会看到我们带着爱（或是没有带着爱）去工作。有一次，我在车库里和我的丈夫发生了争执（孩子们并没有听到），然后我走进厨房继续洗碗。我4岁的女儿坐在桌边画画，我一开始工作，她就停下来，专注地看着我。过了一会儿，我问她为什么不继续画画，她回答道："你生气的时候干活要快得多，是这样吗？"

　　这个年龄的孩子，他们能够感知到周围环境中的一切，不只是成年人在做什么，也包括成年人的想法和感受。当然，这对父母来说是一个挑战，因为他们需要努力成为一个时刻值得模仿的人。在这个年龄段，孩子模仿了什么，如何进行模仿，将会为他们日后在社会中的自由生活打下基础。

支持和耐心

　　当我搭乘电车、公共汽车或火车时，我经常会看到一些父母对待他们的孩子非常粗暴。我能感觉到他们的烦躁和沮丧，这似乎是他们无法好好应对孩子的原因。一个只有两岁的孩子，因为不小心将苹果掉在了地上，而被家长扇了耳光；另一个孩子只是想要在地上观察小昆虫的爬行，却被家长不耐烦地拖走。

　　给予孩子足够的时间去观察、探索和模仿，这很重要。不要总是催促他们，也不要通过过度的刺激或增加练习来加速他们的发展。一旦他们自己准备好了，他们就会坐、站立、行走。他们通过自己的努力，每天获取一点小小的进步，他们的意志力也会从中得到增强。成年人若忽视孩子的发展节奏，则会剥夺他们健康发展的机会。

　　我们可以在日常生活中创造这样的机会。例如换尿布时，通过有耐心、充满爱的动作，使这段时间变成彼此共享和深度连接的时刻。不要给宝宝一个玩具去分散他们的注意力，我们可以有意识地与他进行眼神的交流，轻轻地抚摸他，和他说话。日常生活中我们和孩子一起做的活动，都可以成为一段彼此共享的珍贵时光。

　　孩子在大约两岁时开始模仿我们的行为。当看到我们愉悦地处理日常工作，他们会模仿我们使用器具的方式。不仅限于锅和木头勺子，还有簸箕、刷子、吸尘器、拖把或衣服挂钩。虽然孩子们还不了解工作的意义，但他们会模仿自己所看到的一切。孩子们着迷于父亲洗车或修理东西的过程，他们也想要做类似的事。他们想尝试做饭、烘焙、清洁、洗涤，仅仅因为他们的父母也在做这些事情。但是，也可能有这样的情况发生：他们在沙坑里玩，把一个塑料罐扔到邻居家的墙上，在遭到训斥时，他们却平静地说："我妈妈生气时也是这样扔东西啊！"

　　当人们完全投入工作时，认真工作的人周身会围绕着一种特殊的氛围，这令孩子们着迷，他们想要打下手，想要参与，哪怕只是靠近看看。成年人的姿态和举止行为对孩子来说，具有教育和疗愈的意义。

　　孩子 3 岁时，想象力迸发，突然间，水桶不再是用来清洁的工具，而变成了消防员的头盔。也是从这时起，孩子们开始对许多事情说"不"。他们不能理解为什么不能翻转椅子，他只是想把椅子变成卡车。这个年龄的孩子不需要很多玩具，他们总是能够把身边的物品转化成自己需要的玩具。他们可以一会儿是厨房里咕噜咕噜叫的恐龙，一会儿是想要从碟子里喝牛奶的猫咪。他们通过亲身体验来探索周围的世界，那些具有教育目的的玩具对他们来说并不合适。让孩子们自由地玩耍，便是给予他们的人生礼物。

　　随着孩子年龄的增长，他们表现出更多的主动性。这时作为父母，我们需要退后一步，耐心地支持和鼓励他们，让他们自己努力去做一些事情。特别是在厨房里，孩子们有很多机会可以发展他们的技能，同时可以参与到支持家庭的活动中。当孩子们想要为大人提供帮助时，打发他们出去玩是错误的。

　　作为父母，我们应该更努力地去感受孩子深层次的需要，这样做不仅能更好地理解孩子，也能更好地理解我们自己。我们会发现为人父母的深层含义，并促使我们为孩子提供一个更合适的成长环境。当然，有时我们的孩子会很难相处，他们挑战着我们的耐心。就我个人而言，当我知道自己的孩子被一些乐于助人的存在所包围，比如他们的守护天使，这就会让我安心许多。

　　在孩子身上付出的时间，无疑是我们做出的最大、最重要的

投资，我们投资的是人类的未来。越是意识到和孩子一起度过美
好时光的重要性，就越容易找到内在的平静来享受这些时刻。和
孩子一起工作不会浪费我们的时间，反而会帮助我们获得更多的
时间。当孩子感受到自己被关注和被用心对待，他们往往会具有
安全感并非常满足，这时通常不再需要我们太多的关注。如果他
们能体会到母亲在清洁或熨烫衣物时的那种满足感，他们也会对
自己周围的环境产生浓厚的兴趣。然后，当他们被要求承担一些
家务时，他们会毫不费力地完成。

　　孩子天生具有毅力、专注力和力量。我们可以去支持他们，
并允许他们去做更多的尝试，而不应不耐烦地直接告诉他们要如
何做才是正确的，也不要试图训练他们按照我们所期望的方式来
做，这会浇熄他们的热情。我们不能因为自己的急躁而让孩子错
过他们自身发展的重要阶段。他们通过榜样和模仿，通过节奏和
重复来学习。如果我们赞扬他们所做的事情，也应该是真诚且发
自内心的，而不是一味去纠正他们或告诉他们哪些还需要改进。
如果还有一小部分没有完成，我们可以教他们怎么做，然后告诉
他们："现在真的很完美了！"太多的唠叨和挑剔会让他们气馁，
让他们觉得自己无法胜任这项任务，请允许他们通过反复试错来
学习。

　　我儿子在上幼儿园的时候，总是不想系鞋带，并且常常说：
"我做不到。"于是每次我为他系鞋带时，都会非常仔细地做好这
个动作，并告诉他我在做什么。他看得非常仔细，但从来都不想
尝试。一天，当他在玩一条漂亮的红丝带时，我说："我想要在
手腕上系一个可爱的蝴蝶结，你可以过来帮帮我吗？"他毫不

犹豫地把蝴蝶结系好了。他惊讶地说："妈妈，这就像系鞋带一样！"从那天之后，幼儿园的老师告诉我，他总是在下课后赶到更衣室，帮助那些还不会系鞋带的孩子打好蝴蝶结。

节奏，达成一致

无论孩子有着怎样的个体差异，一些普遍的原则都适用于儿童的发展。这些原则包括孩子们需要有值得模仿的成年人，也需要有支持他们健康成长的生活节奏。

急躁、缺乏耐心是大多数父母的通病。孩子们需要时间来发展自己，如果每一天的生活都有节奏地重复进行，我们就会给予孩子最好的支持。无论是重复的韵律、歌曲、手指游戏，还是按照每天、每周的节奏做饭、布置桌子、洗碗、睡前准备、讲晚安故事的小仪式等等。在家里、幼儿园或是学校，让孩子们保持固定的节奏，可以使孩子们对生活充满信心。重复发生的事会带给他们安全感，如果没有可重复的事作为参照物，他们会很容易失去方向感，导致不安全感和焦虑。

在我的孩子还很小的时候，我总是在周四安排自己的外出工作，那一天我会在早上7点前离开家，晚上8点左右回到家，刚好来得及说晚安。在每周三晚上，我的朋友艾米丽都会来到我们家。孩子们知道第二天早上艾米丽会叫醒他们，和他们一起度过一整天，晚上哄他们上床睡觉。

然而周四我总是会安排一些特别的事情。在午休的短暂时间里，我会回到家，把餐桌铺上白色的桌布，摆上鲜花和蜡烛，布置得就像过节一样，他们会有一顿特别的午餐，甜点总是冰激凌。开始用餐时，我们会唱一首特别的歌，并带有手势，只在周四才会唱。我们保持这种节奏有两年多的时间，后来每当孩子们想起每周四的日子，他们总会记得这是一个节日，而不会记得我一整天都离开家去工作。

睡觉和起床

有很多家里有小孩子的父母，他们很害怕带孩子上床睡觉。他们常常觉得这个过程让人筋疲力尽，并感到十分地紧张。孩子们会尖叫，有时会哭闹着入睡。曾有一位年轻的妈妈告诉我，她的小儿子上床睡觉很困难，她会一直挑衅他，直到孩子因恼怒而开始尖叫。她认为这是让小儿子精疲力竭最奏效的方法，这样他就能够入睡了。我建议她试着回忆当自己还是个孩子时，如果没有解决好问题就哭着入睡，会是什么样的感觉。若我们能够想象或记起这些感觉，我们会更努力地让孩子以一种和谐、平静的方式入睡。

上床睡觉可以是一个仪式，是一段用心陪伴孩子的时刻。让孩子们建立起好的习惯会影响他们的一生。我的孩子在睡前学会了为她玩过的玩具和穿过的衣服分类。当然，在他们还很小的时候，我会来做这些事情，他们只是参与其中，例如在做决定时，我会问他们哪件衣服需要放入洗衣篮？哪件需要挂起来？哪件需要明天穿？袜子也非常重要，每当袜子被脱掉并被卷成一个

"球"时，我都会演示袜子在放入洗衣篮之前如何把它们解开并展平，而且会说："妈妈不会洗'球'袜哦。"

　　另一个重要的规则是，只有在房间变得干净整洁时，我才会开始讲睡前故事。这是一天结束时我们可以共同去做的事情，孩子们总是积极参与收拾，因为睡前故事对他们来说非常有吸引力。通常，我们会将第二天仍想继续玩的玩具留下。我讲的故事越有趣，他们就越早收拾准备睡觉。经常会有来我们家的客人们感到惊讶，因为孩子们会提醒我们，他们的就寝时间已经到了。还有一种情况是，暑假期间孩子们有时会在户外玩得很开心，时间也会晚一些，我们的睡前故事就只有不到 5 分钟的时间了。

　　我们点燃蜡烛，讲睡前故事，也会说一说当天发生的事，还会聊到他们去世的祖父，因为他总是被邀请来听我们讲睡前故事。故事结束后，我们会一起祈祷，然后他们轮流来熄灭蜡烛。

　　孩子们早上起床的时候，我总是随着他们起床的节奏说："打开窗户，起床，洗脸洗手，穿上衣服，整理床铺，关上窗户。"当他们还很小的时候，他们会简单地接受这些事情，并把它们当作日常生活中很自然的一部分，他们长大后，应对这些事情就更加容易。当然，在青春期，一些习惯似乎会突然就丢失了，但根据我的经验，持续一段时间所建立起来的习惯，之后还是会回到他们的意识里。

用餐时间

　　有些家庭除了有访客到访，其他时间几乎不会坐在一起吃饭。每个人都只在感到饿的时候取些食物来吃，打开即食罐头，或者把食物放进微波炉简单加热。这样做除了会导致饮食不健康、营养不均衡，还会丢失家庭生活的重要元素。如果我们连饭都不能坐在一起吃了，还有什么时间能进行交流呢？我们还会关心彼此的幸福吗？

我会和孩子们做一个特别的游戏——布置桌子。在我小时候，我从未体验过母亲和我们一起安静地坐在桌前共享食物，她总是有事情起身离开。即便那时的我还小，这也一直困扰着我，我为她感到难过。从那时起我就下定决心，当我有了孩子，我要从头到尾一直陪伴家人一起吃饭。因此，我和孩子们在餐前布置桌子时会非常小心，总是检查是否有东西遗忘，我们甚至准备一块抹布和一小碗水，当需要擦拭的时候也不会起身离开。孩子们还会和我玩一个小游戏，每当我转过身时，他们会迅速藏起一样物品，然后充满期待地看着我，看我是否会注意到少了什么。

我们之间还达成一致，用餐开始时要保持安静，不能说话聊天，这让我们可以专注于食物。当孩子们年龄稍大一些时，我们的约定是在饭桌上只允许说"金子"的话，而不允许"癞蛤蟆"的话出现。对于后者，我们会单独安排一个特别的时间。如果我女儿回到家时非常兴奋，想要告诉我某个人有多蠢，我会立刻问："现在你嘴里会冒出一块金子还是一只癞蛤蟆？"癞蛤蟆必须等到午饭后才能冒出来，但常常在这之后他们就忘记了。[1]

现如今，父母双方常常都需要外出工作，能够全职在家照顾

---

1. 编者注：格林童话《树林里的三个小矮人》这一篇讲，小矮人送给善良又勤劳的女孩的礼物是她每开口说话就会掉出一块金币；送给恶毒又懒惰的女孩的礼物是她每开口说话就会跳出一只癞蛤蟆。

孩子的父母已经很少见了。但重要的是，我们在照顾和安排孩子的日常生活时，父母双方的意见要一致，太多的变化会令人浮躁与不安，孩子们也很难与父母建立起亲密的连接。

培养责任感

　　孩子到了 10~12 岁的年龄，我们就可以开始培养他们的责任感。如果年轻人学会对自己的行为承担起责任，这将强化他们的意志。如今的年轻人常常没有意志力去做他们想做的事情，也不知道自己应该做什么。父母和老师的任务是支持青少年发展他们的意志，这样他们的意志可以为他们服务，而不是压制他们。

　　年轻人喜欢谈论自由，但很重要的是要教会他们区别自由和冲动、自由和随意。自由同时伴有责任，虽然这对青少年来说很难理解也不容易接受。但如果我们可以借助榜样的力量，而不是说教，来说明任何决定都会有其后果，这会有助于他们理解为何要对自己的行为负责。对青少年提及道德这个词时，或许他们会有消极应对的一面，但是让青少年对道德怀有崇敬之心非常重要。

　　在我的家里，我试图和孩子们建立起一种协商、合作的方式。我们讨论家中需要做的家务，然后就谁来承担什么家务达成一致。其中一些家务可以领取报酬，例如：修剪草坪为 5 法郎，需要每周修剪一次。如果某一周未修剪，那么下一周需要花更多的时间来修剪草坪，报酬却仍是 5 法郎。孩子们当然还是愿意每周都修剪草坪。

　　另一项协议是每两周更换一次床上用品。我负责洗涤，并把干净的床单放在他们床上，他们需要自己去铺床。偶尔，他们会选择直接睡在床垫上，或是铺上一张绒毛垫。我告诉他们，如果床垫或绒毛垫弄脏了，他们则需要支付干洗的费用。他们可以自行选择如何去做，但必须对因此产生的结果负责。

闭关重建：青春期

　　孩子一旦到了青春期，那些父母对孩子用爱和毅力培养出来的东西，似乎在孩子身上突然消失了，所有不言而喻的事情都遭到了他们的质疑。青春期对于成长中的年轻人来说，是一个重建的时期，也是一个新的开始。你会发现，突然有一天，一张纸出现在他们的门上，上面写着"禁止入内"。这就像是一个告示牌，意思是"闭关重建"。

　　父母常常感到无助，同时开始自我怀疑。其实，这样一段时光，也可以帮助我们回忆自己的青春期。这样的情况真的很糟糕吗？这样的时期会持续多久？我们是否还能想起那段无法形容的孤独和无助？还能想起与那些似乎总是把每件事都当成人身攻击或进行批评的成年人难以交流的时刻吗？或许我们还能记起那时的我们有多敏感，并且相信没有人能理解我们，或者把我们当回事。

　　我们经历了青春期，也从那段时光里走过，孩子们也一样。

有时我们会感觉已经到达了极限，或是接近绝望。有一次，我和女儿面面相觑，我们两人都哭了，我告诉自己："对你来说，经历青春期是新鲜而又令人不安的，有一个青春期的女儿也是如此。让我们一起学习，互相尊重。"

成长的过程，就是去体验生活在混乱中的感受，这样的经历也是使他们更加独立和寻求自我的过程。他们需要决定是接受一些规则还是拒绝，他们想要尝试不同的系统；他们也试图保持一个距离，和父母之间建立起界限。有时，他们故意做与从父母那里学到的完全相反的事情。例如：把一堆脏衣服留在地板上，或是让脏碗碟堆积如山，直到再也没有干净的盘子可用。但当他们搬进自己的住所后，我们常常会惊讶地发现，他们完全知道自己应该做些什么。

孩子们必须学会如何安排自己在迪斯科舞会、聚会、写家庭作业、做运动和其他娱乐活动中的时间。有时理所当然会发生这样的事，不知什么原因他们没有时间整理房间或做其他家务，在这种情况下如果父母对他们施加压力，就会受到他们的反抗与抗议。另一方面，如果在孩子年纪还小时就过于期待他们能够独立，也会让他们负担很重，之后他们不仅在空间上可能表现得混乱无序，同时也无法合理地安排好自己的时间。

陪伴青春期的孩子，于我来说并不是件容易的事，但我很清楚，我绝不羞辱自己的孩子，也不责骂他们。同时，我会遵守我们之间的协议，这很重要。我曾和孩子们达成过一项协议，就是我不会替他们洗"球"形的脏袜子。在很长一段时间里，每个孩子都能做到，在将脏袜子放进洗衣篮前将其平整地解开。在我儿子 13 岁的时候，我在洗衣篮里发现了"球"袜。我并没有说什么，因为我知道洗衣篮里的"球"袜越多，抽屉里的干净袜子就越少。大约十天后，一个上学的早晨，我听到抽屉被打开又"砰"的一声关上了，孩子生气地说道："这里面没有一双干净的袜子了！"我问他："这是不是和洗衣篮里的"球"袜有关系呢？"他一句话也没有说，但在这之后，所有的"球"袜都被解开了，并且再也没发生过这样的情况，因为他明白了我会遵守我们的约定。

我和孩子们达成的另一个协议是，当我早上 5 点起床来到厨房时，厨房必须保持整洁的状态。只要早晨保持厨房一切井然有序，孩子们就可以邀请朋友来家里，一起在厨房制作点心。在他们青春期的这段时光里，我只有一次在早上 5 点不得不叫醒孩子们起来打扫厨房。

爱与信任

虽然青春期的孩子可能变得非常独立，也非常有自己的想法，但他们仍然需要安全感，需要知道我们无论如何都是爱他们、信任他们的。信任他们，就是要相信在他们的成长过程中我们所给予的一切都将帮助他们成长为健康的人。

这不是一段容易的时期。当他们发现父母并不像他们想象的那么完美，他们会批评和责备，仿佛大梦初醒一般。在他们的内心深处，渴望有一个美好的世界，一个安全的地方。他们甚至想要帮助世界变得更好，他们常常问起关于正义、公平、宽容和自由的问题，他们想要知道自己应该如何去做。如果我们不能理解青春期的孩子叛逆行为背后的深层原因，我们就会成为他们期望把事情做得更好的一种阻力。他们需要我们的信任和支持，尽管他们毫不留情地争论，并试图向我们表明，在他们看来我们的理由是多么的不充分。

对孩子保有真正的兴趣，会引导我们发现他们的原型。鲁道夫·施泰纳有一段关于人类原型的箴言如下：

> 为自己创造一种新的、不屈不挠的忠诚信念。通常所说的忠诚信念逝去得如此之快，让这些成为你的忠诚信念。你将会与他人一起经历稍纵即逝的时刻，当他们出现时像是充满并发散着他们精神的原型。然后很长一段时间，人类的光明变得黯淡。但是要学着在这种时候对自己说："精神让我变得坚强。我记得这个原型，因为我曾经见过它一次。任何幻想、任何欺骗都不能夺走它。"要不断为你看到的图景而奋斗，这种奋斗就是忠诚信念。为了这样的忠诚信念而奋斗，我们将会彼此亲近，就像被赋予了天使的保护力量一样。[1]

每当我很难保持这种信念时，我就会翻看孩子们小时候的照片，看看他们那充满无限爱和信任的眼神。

在玛丽安·威廉姆森的《爱的回归》一书中，有个精彩的段落，常常被认为出自纳尔逊·曼德拉的就职演说（但其实不是）。我希望每个年轻人都能把这些话铭记于心。

---

1. Steiner, *Sprüche, Dichtungen, Mantren. Ergänzungsband.*

我们最大的恐惧不是我们能力的不足，我们最大的恐惧是我们无法估量的力量。最让我们害怕的是我们的光明，而不是我们的黑暗。我们扪心自问，我是谁？如此才华横溢、光彩夺目、富有才能，令人难以置信。事实上，你不是别人，你是上帝的孩子，你的小把戏对世界无益。没有什么可以让你退却，这样他人在你身边就不会感到不安。我们都应该像孩子一样闪耀。我们生来就是要彰显隐藏于我们内在的神性之光。不是我们中的某一些人，而是每一个人。当我们让自己的光芒闪耀时，无意间也会鼓舞他人这样做。当我们从自己的恐惧中解放出来时，我们的存在也会让其他人得到自由。[1]

有意义的工作

在一次工作坊的活动中，一位参与者说，她希望我可以教她如何在做清洁工作时感到开心。当我告诉她，我没有兴趣教人如何开心时，她看起来有点失望。对我来说，更重要的是在清洁和照料的同时感受内在的喜悦。开心很快就会过去，但内在的喜悦更持久。要体验这份内在的喜悦，我们需要理解清洁工作的深层含义和目的。我们为什么要做清洁？在我们做家务时，我们怀揣

---

1. Williamson,*A Return to Love*,Ch.7,Section 3,p.190.

着什么样的理想?

如果不打扫卫生,我们的家与家庭会出现分崩离析的危险。一个家不同于一所房子就在于我们给予它不同的呵护。家是人类的摇篮,如果我们以为孩子对他们生活的环境漠不关心,那只是我们在欺骗自己。有时,孩子对家里的环境深感耻辱和羞愧,但他们却以冷漠的姿态来掩饰这一点,甚至用很傻的借口来假装这样很酷。一个学生会说:"你所看到的这一切都是有机、纯自然的。"这只是在为他学生宿舍里脏乱差的现状进行辩解。

在一次工作坊的活动中,一位年轻男士对我所说的每一句话都特别感兴趣,他也想尝试我所说的所有的清洁方法。他提了很多问题,也做了很多笔记。于是,四周后,我收到了如下一封邮件:

> 你的课程刚开始,我就意识到自己和孩子们正处在什么样的生活环境里。我35岁,是一个单身父亲,我有一份工作,有三个儿子,分别是8岁、10岁和12岁。自从我的妻子一年前离开我们后,我们几乎没有在家里做过任何清洁工作。工作坊结束后,我回到家,对我所生活的环境感到厌恶,所以我下定决心每天都要打扫一下房间,哪怕只有10分钟,直到家里的一切都安排妥当,井井有条。在过去的四周里,我一直都这样做。在第一周结束后,孩子们便主动提出要帮忙。昨天早上,我们完成了最后一项工作,现在我们的房子干净又整洁。今天早上,我特意烤制了一些食物作为周日早餐,当我们坐在餐桌前,我12岁的儿子说:"谢谢你,爸爸,我们现在又重新有一个家了。"

即便我们不能随时都保持家的整洁干净，偶尔让孩子们体验一下秩序井然与疏于照顾的区别，也是有好处的，包括他们自己的房间。青春期的孩子通常不喜欢我们走进他们的房间，我们也应该尊重他们，不去违背他们想要自己打扫房间的意愿。我发现，当我主动提出要帮助他们时，我的孩子很少拒绝，但是选择合适的时机和运用恰当的语言进行沟通很重要。例如："这真像个猪圈"或是"我再也不能忍受这种混乱和污秽了"，说这样的话是没有用的！我通常会说"我明天有时间，如果你愿意，我可以帮你整理房间"或者"如果你今天愿意动手整理一下这些东西，我明天可以帮你打扫你的房间"。

在儿子13岁时，一次我下班回来，看见他面带笑容地出来迎接我，说给自己准备了一份特别的生日礼物。然后他带我去他的房间，向我展示刚铺好的床、擦干净的窗户、掸掉灰尘的每一件物品、用吸尘器打扫干净的地板，还在一个小花瓶里插上了花园采来的冬季植株，为此我感到很惊讶。我被深深地感动了，也非常感谢他，因为我知道，无论如何，在他的内心深处都热爱着美和秩序。

在他14岁时，他的房间一直是一场灾难，我决定送给他一份生日礼物——为他准备一间干净又漂亮的卧室，就像一年前他为自己做的那样。他很开心，也很感激。整件事情非常顺利，我决定至少继续每天帮他铺床。但在三天后，他很肯定地告诉我，他很感谢我的生日礼物，但我应该离开他的房间了。

我常常被问到，怎样才能让丈夫和孩子更多地参与家务劳动。好吧，我既不是教育专家，也不是婚姻顾问，这个问题的答案也没有什么秘诀可言。

有一位母亲曾告诉我，她期望孩子们能够一直保持卧室的整洁，并要求孩子们必须做家务。但在某一天，她放弃了，因为她的孩子们从来没有照她要求的那样做过。但当她停止唠叨时，那些她曾经要求孩子们做的事，他们都开始自己主动做了。原因很简单，因为现在他们不再被要求了，她的孩子们现在已经成年了。最近他们承认，他们讨厌母亲从小给他们施加的压力，还有那些不合理的高标准也让他们十分痛苦。由此我们知道，秩序应该服务于我们，而不是操控我们的生活。

女性对家庭的期望往往高于男性。一个女人希望她的丈夫和孩子能主动感受到她需要帮助，明白他们造成的脏乱会给她带来痛苦，并希望在她还未提出要求的时候就主动去清理打扫。但这大多只是一厢情愿！结果只能让她感到沮丧和失望。将你的需要表达出来，和家人之间达成某种协议，会使事情容易得多，也能收获更好的成果。一家人一起讨论要做的家务，并商量由谁来做，彼此达成一致。协商后，我们才能期待这些事有人来完成。如果没有安排好，我们可以再次寻求解决方案。

我们的家不仅能保护我们不受外界环境的干扰，同时，在这个空间里，我们可以做自己，而不必假装或隐藏什么。每一个在家里的人，都可以努力去营造和谐的氛围，这对所有生活在家中的人都有疗愈的作用，这是每一个人都可以为之付出努力的。如果我们的努力取得了成功，对于未来也将产生深远的影响，这份影响远远超出家的范围。

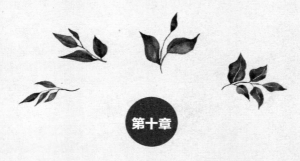

第十章

与学生一起清洁学校

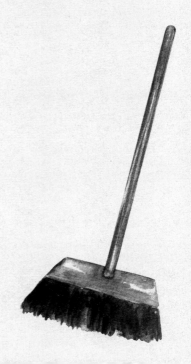

　　无论学校是否有被好好地打扫，学校在教室的管理上有很大的差别。一些教室漂亮、干净、整洁，而另一些教室则凌乱不堪，墙壁上的画歪七扭八地挂着，置物架上堆满了零碎的物品，植物缺乏照料，叶片上落满了灰尘。有趣的是，学生们的行为也反映着他们所处环境的状况。

　　我认为学校的清洁是由老师的标准决定的。在一所和谐美好的学校，教室整洁有序。但有时我会看到老师的办公室、会议室乱七八糟，垃圾桶已经装满了，苹果吃了一半放在桌上，喝完未清洗的咖啡杯也放在那里。然后，老师们想知道为什么他们不能解决彼此之间的冲突，并做出正确的决定。

　　学校里也有一些地方，物品只是临时堆放，显得十分混乱。教室旁的小储藏室里装满了非教学用品。所有这些都对学生有着深刻的影响，也会反映在他们如何照料周围的环境上。

学生清洁项目

　　多年来，我参观过欧美许多不同的学校和培训中心。这些学校都分别有着不同的清洁标准和安排，清洁工作的雇用对象从专业的清洁服务公司到小型的家庭清洁公司或是志愿者团队。在许多华德福学校，家长参与清洁工作，一些学校也会要求高年级学生参与到学校的清洁工作中。

　　学校邀请我去工作大多出于多种原因。有的想要节省开支；

有的希望我检查现有清洁公司所提供的清洁服务或对现有清洁服务的品质不满意；有的想要寻找一种更为环保的清洁方案。还有一些情况是，现有的清洁人员或家长对于清洁工作的动力不足，他们想要寻求激励性的方案和新的动力。又或者，一些学校想要找到一种新的工作方式，例如和学生一起打扫学校。

2001 年，我的公司正在负责清洁的一所学校需要采取紧急的预算缩减方案。我的建议是让我辅导学生如何清洁并为他们提供支持，学校给学生支付清洁工作的费用。

在这之前，学校已经有了一份关于清洁工作的项目清单，所以新的计划很快被制定出来，所有任务都由十个学生负责。学生们得到了清洁前的培训和指导，在每周结束时我也会及时地检查他们的清洁成果，于是这一切都进行得很顺利。但在后来，有人提议说学生已经知道如何做好手上的工作，学校可以免去我的监督工作，让学生们自己来安排工作，以便节省更多的开支。当然这种情况并没有持续多久。

通常，学生们都知道要做什么，他们有责任感并且非常可靠，但他们仍需要得到监督和指导。这是可以理解的，在孩子的那个年龄，他们的意志力还没有充分发展到可以承担一切。把人事、工作计划、管控、工作时间安排、检查和订购清洁物料等整个协调工作都交给他们，这个难度太大了。

从那次之后，我介绍了一些项目让学生们自己清扫他们的学校。他们为他们的学校特别成立了他们自己的清洁公司。

经验告诉我，这样的项目能否成功，完全取决于督导人员的工作。而且，这样的项目对学校是非常有好处的。

在教育层面的益处：

🖐 学生们发展实用技能，造福现实社会。

🖐 学生们发展新的感知能力，学会观察学校环境中的每一处细节。

🖐 通过身体活动，他们与电脑或电子设备打交道的时间少了，也克服了惰性。

🖐 通过自觉爱护学校的建筑设施，了解到保护学校资产的重要性。

🖐 通过实际清洁自己的学校，学习到生态环境保护和可持续使用的意义。

🖐 通过创建良好的环境，对学生的注意力和学习成绩有积极的影响。

在社会层面的益处：

🖐 通过对学校设施的共同照顾，发展出相应的社交技能。

🖐 在精心照料的过程中，与学校建筑建立起新的连接，这可以减少破坏和暴力行为。如果学生能感受到对学校负有和教师同样的责任，就不容易出现暴力和攻击性的行为。

🖐 通过对学校进行清洁的真实体验，改变对清洁和清洁人员的态度。

🖐 通过经营小微企业的经历，加强了对经济管理和法律方面的知识的理解。

从设想到现实

通常，最初的想法往往来自学生家长，他们希望学校能够得到很好的照料。一群有着相同想法的家长聚集起来并开始行动，直到把让学生参与清洁工作的倡议书提交给学校的负责人。

接下来就是工作任务了，我来到这所学校，与老师、学生和家长沟通，明确各方的意愿和能力。必须决定学生是承担学校清洁工作的一部分还是全部，然后需要拟一份工作清单，确定所需的学生人数，并计算出成本。

可能存在的反对意见

通常，当介绍和讨论这样一个项目时，会出现各种各样的质疑和困难。

一开始会产生额外的成本支出，现有的库存经常需要更换，需要更多的清洁工具和用品，因为学生的数量比原先的清洁人员更多，而学生通常每周只能安排一到两个小时的工作。这也意味着需要更多的协调和规划，需要总览全局并富有耐心。

在项目创建和培训阶段，需要支付一笔咨询费用。学校通常会要求我给学生们进行至少一次培训，有时也会只安排相关的负责人来跟我学习。但这通常是一个不太好的决定，因为负责人并不能准确地估算出每项任务应该分配多少时间。从长远来看，最初的节约常常会导致后期更多的支出。柏林的一所学校决定为在校的高中生制定一个清洁项目，尽管新项目比现有的清洁计划支出更多，但学校的教师们都对这个新项目表示非常赞赏，他们更看重它在教育方面的意义，因此他们愿意承担额外的费用。这是值得赞赏的。另一方面，这也强调了仔细审视财务状况的必要性。例如：如果最初分配了太多时间来打扫教室，就会大大增加后期其他方面的成本。学生应该在一开始就接受专业的培训，这可以帮助他们在规定的时间内完成工作。这需要一位有经验的人，或一位已经接受过培训的主管。这些都需要时间和成本，但以我的经验，如果初期有足够的投入，从长远来看，总的成本反而会降低。

被解雇的现有清洁人员要怎么办呢？这也是一个重要的问题。如果是一家清洁公司，他们通常可以把员工安排到别处继续工作。有时是因为服务的品质问题终止合同，学校会发出相应的告知（对我来说，这一直是终止合同的正当理由），也可以把原有的清洁人员安排到新的清洁项目中。

学生们是否愿意接受我提供的培训指导？我会回答，是的，他们是开放的。我有一次在讲座中提到"看不见的污垢"，有一位九年级的学生在讲座结束后问我："如果有看不见的污垢在那里，是否也表示那里有一个无形的生命存续？"从来没有成年人问过我这样的问题。

培训

在引导学生时，应包括以下几个方面。

▶ **感知**：意识不到环境中有什么需要去做的人，无法很好地进行清洁。有意识地去观察，把我们和事物联系在一起，这种联系使我们能够更加深入地专注于某一项清洁任务，甚至可以说，我们将臣服于这项任务。

▶ **方法**：从哪里开始？怎样拿扫帚？清洁时的姿势如何？如何规划清洁工作的具体流程？

▶ **节奏**：每项任务多久执行一次？执行哪些任务？由谁来做？什么日子做？做的时候用什么动作和姿势？它们是有节奏的、和谐的、流畅的，还是忙乱的、紧张的、烦躁的？应该鼓励和支持学生们多去练习清洁的各种姿势。

▶ **资源和材料**：在不同的表面上对应使用什么样的清洁工具和清洁剂？在完成自己的工作时，如何放置自己的清洁工具？是要将它们清洗干净，进行补充，放回原来的位置，以保持环境的整洁有序吗？重要的是，要确保第二天打扫的同学可以毫不耽搁地开始工作，可以按照时间表准时完成。

学生清洁项目的目的

让学生参与清洁项目，其目的不仅仅是为了清除污垢，还可以帮助到青少年及整个学校社群的发展。对我来说，认识到这个项目的教育意义，改变青少年对清洁的态度，开发出他们的潜力，这些才是最重要的。

当然，最开始学生们的动力常常是付给他们相应的报酬。可以赚钱的吸引力，大过他们对清洁的厌恶。也正因为如此，我从一开始就向他们强调这份工作的重要性以及有关尊严的问题。我站在专业清洁人员的角度和他们聊清洁，和他们分享自己的经历。例如：有一次我在一所学校里做清洁，一群男孩一直试图用言语挑衅我，其中的带头者在我脚边扔垃圾，说道："你又有工作要做了。"还有一次，当他把橘子皮扔在地板上时，我叫出了他的名字。这个男孩吃惊地看着我。我告诉他："这让你很吃惊是不是？你不知道我的名字，但我知道你的名字，而且不只是名字，我对你了解更多。你的行为举止和对待我的方式，说明了很多关于你的事情。"那也是他最后一次这样做。六个月后，他来问我是否可以在暑假和我一起学习做清洁。

清洁活动，再加上对周围环境有意识地认知，学生们增强了自我激励和自我控制的能力。年轻人学会对自己的行为负责，这可以培养他们坚强的意志力。在清洁活动中，通过他们对环境的感知、自我感知以及有节奏、有意识的行动，他们的意志力得到增强。他们还学到了，匆忙地做完一件事情是不会有什么收获的。

一旦学生们开始主动关心起他们的学校，就会发生根本性的变化。校园会维持得更加整洁，破坏性的行为大幅减少（厕所尤为明显）。学生们在清洁工作中彼此支持，因为人数众多，会很容易互相指出灰尘的位置和造成脏乱的原因。有的时候，学生甚至会反过来教育老师。

学校是鲜活的有机体

正如我们的家可以被视为一个有机体（详见第三章），学校也可以被视为一个鲜活的有机体。每个有机体都需要给予照料，才能茁壮地发展与成长。通过照料学校环境，孩子们可以学会有意识的、深思熟虑的行为，并与他们所照料的事物建立联系。这对他们的一生都是有价值的。

学校是社会的重要机构。在这里，孩子们每天都学习社交行为，与他人和周围的环境建立关系。起初，人类是通过感官建立关系的，感官训练有助于与世界建立健康的关系。有意识地照料可以培养出一种新的关系，如果彼此之间没有关系存在，也就无法带着爱去应对身边的人和事。这种关系可以减少暴力冲突的发生，因为大多数人并不想破坏他们已经建立起来的积极关系。

暴力行为是一个社会问题，不是青少年的问题。我们发现到处都有恶意破坏财物的行为发生，并且大多都发生在被人们忽视的地方。吉塞拉和阿克塞尔·普鲁霍夫在有关校园暴力的书中这样写道：

> 如果教师和学生共同感到对学校负有责任，那么暴力行为和攻击性事件就会减少，因为教师和学生在学校的运作方面都拥有发言权。要避免挫折和失败的经历再度发生。学校不应沦为一个知识加工厂，而应认真对待自身的教育任务。[1]

---

1. Preuschoff, *Gewalt an Schulen*.

我在德国维滕安南华德福学校与学生一起工作了一周之后，一位巴西学生给我写了如下信件：

新大楼建成后的大扫除才进行到第三天，我就彻底崩溃了。这份工作并不算难，我却不知道为什么自己会这么累。我控制不住自己，大声尖叫："我讨厌清洁工作。"

在我喊出这样的话后，我却得到了充满爱的回应："清洁在这个世界上非常重要，你必须爱上清洁。"

大楼建成后需要进行六周的清洁打扫。每天早上，我都问自己为什么不喜欢清洁工作。我记得在桑托斯海滩上看见的秃鹫，它们带走了海水冲上沙滩的所有东西。没有人告诉过秃鹫如何清洁打扫，它们却本能地做到了。但是人们需要学会清洁，不仅如此，他们还要学会热爱清洁。那么，我的问题是，人们能学会爱吗？

每天早晨，长长的楼梯和大厅都在等着我去打扫。我清楚自己所负责的每一个角落，每一个清洁步骤。我清楚灰尘聚集的位置，我也知道在一个美丽的雕塑下面，有很多黑色的灰尘，那座雕塑赦免了污垢。每个人都只看到雕塑的美，但我却看到了它下面的污垢。我不能允许自己留下这些污垢，因为我知道它们在那里。

然后我终于明白为什么自己会那么累了，因为我无法忍受污垢和邋遢。

　　一个星期以来，我一直试图平静地忽略这尊雕塑。但在最后，我还是用水和肥皂把污垢清理掉了，然后把雕塑放回原处。一切都结束了，现在我可以欣赏它的美丽，我不再只看到污垢。这所学校真的很漂亮，我负责打扫的大厅对我来说有着特别的意义。

　　在这六周里，我并没有学会如何爱上清洁，但我意识到我可以学会爱上空间。

防止忽视

　　照料的相反一面是忽视。忽视潜行在那些没有被清洁到或者我们没有意识到的角落里。当破损的房屋或院落没有得到及时修缮，灰尘和废弃的物品没有被及时清理，它就会扩散传播。忽视是一种破坏他人财物的消极、被动的行为，它为暴力和破坏制造了条件。

　　一所学校的教师团队在参加了一次清洁工作坊后，所有教师都参与了一次大规模的清洁行动，他们清理出大量的灰尘和堆积物，并将物品进行分类。过去，办公室的状态已经影响到教师团队的社交氛围和职业道德。我观察到，经过这一次的彻底清洁，教师之间长期以来存在的严重冲突像魔法一样消失了。

　　在被忽视的教室里上课，在混乱而疏于照顾的办公室召开教师会议，都于教育无益。在人、空间和功能之间建立起健康的关系，才是一种实用的生活教育。

　　我真诚地希望我们能够更加深入地去了解清洁的价值。清洁，尤其是与他人一起清洁，是一项重要的社会实践，为和谐的生活奠定了基础。

问题与回答

🔹 当你看到一所学校时，会对它的状态有哪些方面的了解？

　　我只能描述自己的印象以及在我内心产生的画面。例如：我曾参观一所学校，然后被问到对它的印象，我很直接地回答说："缺乏对基础和全局的洞察力。"

　　由于我的回答很贴切，人们想知道我是如何清晰又明确地描述出这种状态的。当我穿过学校时，我注意到被人们冷落的、看上去陈旧不堪的地板。这是一个明显的信号，表明这里的人没有意识到他们走过的地方，忽略了那些基础的事物。另外，走廊门上的所有窗户都很脏，它们就在视线所及的高度，这也能说明这里的人无法拥有清晰的视野。

🔹 还有其他印象可描述吗？

　　如果物品明显出现在不属于它们的地方，工作总是未完成就放在一旁，我倾向于认为这里的老师们优柔寡断，也可能表明他们的团队成员沟通方面存在困难，会出现缺乏结构、沟通不畅这样的情况，这常常可以通过办公室或会议室的状态推断出来。

● **你经常在学校工作，不同的学校在清洁标准上的差异很大吗？**

是的，有很大的不同。有时我会觉得老师们的负担过重，导致他们逃避，进入"忽视"的状态。学校建得很漂亮，但在清洁和维护的过程中，每个人都精疲力竭。现在，许多学校在设施规划阶段就会咨询有维护和清洁经验的专业人员，进行设备管理。如果设计不实用，后期的维护和清洁成本将会很高，这是不必要的。

在学校创办初期，人们常常乐于贡献自己的时间。在这一阶段结束后，创办者们陆续离开时，新员工就不知道它过去是怎样的了。新的空缺就会出现，然后，教室、办公室里塞满了各种物品，引发混乱。我常常会在这样的阶段被邀请过去指导，这样的学校需要人们做出改变。

有时，安排和分配清洁任务的人根本不清楚清洁的工作内容，不知道需要做什么。一所大型学校雇用了两位女性清洁工，她们每天工作 6 小时。我被邀请过去指导是因为清洁得不够干净。当我进入学校查看情况后却感到很气愤，因为 6 小时都不够把学校的所有厕所打扫干净。在另一所学校，一家清洁公司签订了一天 15 个小时的清洁合同。但对这所学校来说，每周用 25 个小时清洁就已足够。组织安排清洁工作的人如此无知并不是借口，在任何情况下他们都可以咨询专业清洁人员，或是邀请不同的清洁机构来投标。

🌢 针对不同的机构，你会提出不同的清洁建议。清洁实际上是一项公共任务吗？当人们以不同的态度完成清洁工作，会对社区产生不同的影响吗？

　　我努力满足不同客户的需求。当我提出清洁工作的安排与建议时，我也会给出必要的指导。例如，我会尽可能地支持高中生清洁打扫他们的校园，我愿意去做这些学生的指导工作。经验告诉我，在学生自己清洁打扫校园后，会产生与学校更深的联系。

　　我强烈支持可以集体安排的事情，但总是有人不愿意承担任何工作。一些家长没有特别强烈的意愿去做这项工作，这样的清洁常常只是敷衍了事。一些幼儿园的老师提议为那些喜欢清洁工作的家长支付一定的报酬，不喜欢清洁工作的家长则不必勉强去做。因为不情愿地打扫房间，会产生不一样的氛围。

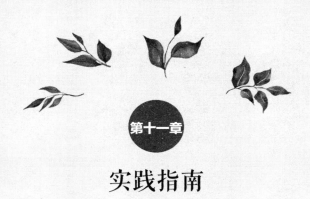

第十一章

实践指南

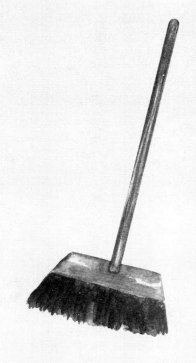

我从哪里开始?

整理和清洁

当我的孩子还很小的时候，每天早上我会花 15 分钟让家里变得井井有条。就寝时，我会计划第二天早上那 15 分钟要做什么，这样就能够有效地利用这段时间。这些清晨有意识的行为，给即将开启的一天带来了目标感，而且可以证明它是成功的。

上床睡觉前，这可以帮助我们构建一幅第二天想要创造的景象。虽然结果往往与预期大相径庭，但这种晚上所做的准备仍然为第二天的工作提供了支持。

在开始清洁或整理之前，站在门口看看你想要处理的房间，把它看成一个整体，然后问问自己，这个房间里最困扰你的是什么？无论出于什么原因，这通常是我们一直拖延着没去做的事情。让我们从最麻烦的任务开始。有时候，这件事似乎已经有了自己的生命，所以你才不想再面对它。一旦你从这一点开始，被阻塞的能量就会被释放出来。一旦你解决了这个非常困难的角落，你似乎就能找到继续前行的力量。

从最让你困扰的房间开始

1. 试着找出这个房间里最困扰你的是什么，然后从那里开始工作。

2. 在门口站一会儿，看看整个空间：从左到右（或者从右到左，都没有关系）、从上到下，看着房间里的一切，最后看看地板。

3. 如果最困扰你的是一个重大的行动（如整理照片），考虑清楚，你是不是应该首先处理其他更紧急的事情（如支付发票或将重要文件归档）。如果你决心整理照片，那就需要事先仔细准备好所有的一切。你需要一张大桌子、几本相册、贴标签的用品，不要忘记，还需要一个大废纸篓。

4. 将大规模行动与实际的清理分开规划，否则不会有进展。

清洁过程

要素

- ✔ **感知**：没有注意到的东西不会被清理。
- ✔ **结构**：想做什么和想做多少。
- ✔ **系统**：从哪里开始？如何进行（从上到下还是从左到右，等等）？
- ✔ **规划节奏**：多久清洁一次？在哪天清洁？
- ✔ **动作的节奏**：清洁时，用什么动作和姿势？动作疯狂、匆忙，还是从容、和谐？观察你的身体，以及你如何处理和照料一些物品。

✅ **方法**：感知是这里的关键词。该如何运用自己的姿势？什么时候用全身和手臂工作，什么时候用指尖？你不能用手臂的大动作来清理角落，只有指尖才能彻底清洁角落。（令人吃惊的是，炒菜锅的内部往往刷得很干净，但外部却不干净，而它们的盖子情况正好相反。）

开始清洁前先清理空间

大多数意外常发生在家里，所以我们应该尽量避免隐患，而预防措施可以节省时间和精力。一个简单的规则是，整理时从地板开始。这样一来，不仅排除安全隐患，而且清理干净的空间立刻（或至少）会给人一种秩序感。

无序常常是因为积累了太多东西，生活空间没有合理应用，或者仅仅是因为没有足够的空间。保持稳定的秩序会大有帮助，尤其是家里有孩子的时候。这并不容易，但是通过练习，可以避免周期性的大规模清理。尽早开始练习，如果可能的话，和全家一起练习。

清理主要是指每隔一段时间检查一下我们是否真的需要那些占用空间的东西。任何在过去六个月内没有使用过的东西都可以放入储藏室、地窖或阁楼。如果某样东西已经一年多没有使用了，应该问问自己它是否还值得占用空间。

创建一个好的系统是创建秩序的一部分，如果家里需要的每一样东西都有它自己的位置，孩子们很快就会明白任何东西都不应该放到其他物品的位置。

不同的房间应如何清洁

厨房

　　每天清理厨房会使生活变得更轻松。早餐时，我们已经可以决定一天的安排了。

- 不要空手离开桌子。
- 使用后立即将果酱、黄油、牛奶等所有东西放回原处。
- 将脏盘子直接放入洗碗机中，立即清洗。

　　厨房里物品的摆放位置应满足实际需要，比如当我做饭或烘焙的时候，物品离我够不够近？在厨房里来回走动太多会造成混乱，把一切都安排好，这样用完就可以很快地收起来，而不必挪动其他物品。因此，不要把物品堆放在橱柜里，这样会很难放回去，而且在放物品之前必须在里面翻箱倒柜也是很麻烦的。

　　如果工作台上只有少数几件物品，会有助于保持整洁，木勺子可以放在炉子旁边，盐、调味品和香料放在附近。

　　在烹饪或烘焙之前，首先要腾出空间。清空洗碗机，并把剩下的东西都洗干净，这样你在工作的时候就能很容易地清理干净。将餐具放入洗碗机或立即清洗干净。一旦不再需要面粉、黄油和鸡蛋，就把它们放回原处，这样就不会出现混乱。

　　购物前先在冰箱里创建秩序，检查新鲜水果和蔬菜的供应情况，不时地检查冰箱里的秩序和食物的保质期。

种类	方法
冰箱内部	用小苏打清洁冰箱内部。因为它既可以擦干净又不会刮伤冰箱内壁，还可以起到消毒剂的作用。放一小碟小苏打也有助于吸收气味（如洋葱或奶酪的味道）。 冰箱中的异味：检查冰箱门上的瓶架，如果牛奶或奶油意外溢出，很快就会产生气味。
炉子和烤箱	用苏打水喷洒烧焦的区域，并用刮刀清除。要想清除残留的污垢，可以用苏打水喷洒侧面和格栅，并用钢丝擦清除。不要在自洁式烤箱中使用钢丝擦，要用湿布擦拭。
排风口	用纤维布和苏打水很容易清洁。
洗碗机	用水和纤维布可以很好地清洁抛光的镀铬钢门。门的内边缘应不时地喷上苏打水擦拭，这样污渍就不会形成硬壳。如果能够定期清洗，用纤维布和水就足够了。
地板	每天扫地，并在必要时拖地。
定期任务	由于厨房的表面很容易变得油腻，所以要用湿纤维布定期擦拭所有表面和容器。至少每六个月擦拭一次橱柜，以及橱柜的顶面和上面的所有容器。
垃圾桶和堆肥桶	每次清空垃圾桶或堆肥桶时，同时也擦拭或擦洗存放它们的柜子。有时，垃圾会掉落在桶旁边，如果不定期清理，可能会招虫子。
飞蛾	为防止虫子进入，请将面粉、碎坚果、花草茶和干果等食物放在密封的容器中。定期检查你的面包箱和烤面包机，飞蛾喜欢面包屑。

卫生间

使用牙膏、除臭剂、剃须泡沫等生活用品后立即将留下的痕迹清除干净，避免浴室混乱。

在水质较硬的区域，每个家庭成员都应该在洗澡或沐浴后直接用胶绵拖把擦干瓷砖和所有表面，以避免钙沉积。

每次沐浴或淋浴后，把头发清理干净。不要把头发丢进下水道中冲走，因为会造成堵塞。

在清洁潮湿区域之前，首先清扫或用吸尘器吸一下地板，以免头发或灰尘粘在地板上。然后可以用拖把把地拖干净。

用刷子定期清理水槽中的残留物，防止发霉及其带来的异味。

不要使用磨蚀性清洁剂，应使用微酸性溶液，如柠檬酸。磨蚀性清洁剂会损坏陶瓷表面，需要大量冲洗以避免残留。

为了清除瓷砖上厚重的水垢，先用喷头好好喷一下，这样勾缝就会被水浸透。如果你使用效力较强的清洁剂，如柠檬酸或清洁醋，勾缝就不会被酸溶解。

在浴室或勾缝中的霉菌最好用正确的姿势清洗干净，需要用指尖和纤维布清洁勾缝。如果霉菌太多，可以先用少量氯漂白剂（1茶匙加约1/4升水）进行清洁，然后冲洗干净并擦干。清洗后，用茶树油或葡萄柚籽油处理勾缝，以防止进一步滋生霉菌。我会用一把小刷子来做这个工作。硅胶勾缝中仍然会存在霉菌，因为霉菌形成于表面以下。一旦硅胶勾缝变成黑色就应该更换。

洗完浴帘后，可以将它们浸泡在盐水中，这可以防止霉菌滋生。如果定期处理，浴帘也可以保持美观。

定期检查水盆上方的镜柜，移除并丢弃旧药品。检查化妆品瓶子下面是否有残留物，否则架子上会变得很黏。因灯光的热量，会很快形成灰垢，要每月对台面除两次尘。

客厅、餐厅、卧室

孩子们的卧室（尤其是幼儿的卧室）应该保持整洁，定期打扫。在开始之前，确保玩具存放在篮子或箱子里（同样，如果一切物品都有其适当的位置，会使得整理变得更容易）。睡觉前，可以鼓励孩子在父母的帮助下创建秩序。不要把衣服漫不经心地扔在地上，而是看看它们，然后一起决定是应该放进洗衣篮，还是第二天再接着穿。我从未在凌乱的房间里讲过睡前故事。

临近生日、圣诞节或复活节都是清理房间的好时机。在家中，我们常常一起整理玩具，以便为新玩具腾出空间。我们会把所有还在玩的玩具放回原处，用三个箱子放其余的玩具：一个用于存放损坏的或不想要的玩具，一个用于存放要寄给非洲儿童的玩具，一个用于存放临时放置的玩具。当这些玩具在一段时间后被再次取出时，大家都非常开心。通常在下一次清理时，这些东西会被送去非洲。

对于自己的卧室，如果可能的话，建议不要放办公桌或设置工作区，那样的话你可能有把未完成的工作留下过夜的风险。如果扶手椅只是用来放衣服，那就不要再使用它。在休息的时候，我们能被美和秩序所包围是件美妙的事情。不时地检查一下床下和橱柜上都放着什么。

所有房间

定期清除蜘蛛网，找到隐蔽的灰尘聚集处，彻底清除所有灰尘，甚至是家具和挂画后面的灰尘。

🧹 确保有足够的空间放鞋子，因为这经常会在走廊上造成混乱。

🧹 避免在门上或门后挂大衣。

🧹 暖气上的灰尘每年至少清扫两次，比如在取暖季之前和之
   后。我们经常以为天气变冷时会患感冒和流感，但这常常
   是因为去年的一些病毒在灰尘中存活下来所致。一旦暖气打
   开，热量会使灰尘上升，致使我们生病。

🧹 旧报纸、杂志和宣传册不应放在客厅里。

🧹 每天晚上就寝前检查所有个人物品是否已从公共空间拿走。
   如果每个人都拿走他们自己的物品，基本上就可以保持整洁。

🧹 桌布最好放在餐桌附近。

🧹 床单最好存放在卧室，毛巾最好存放在浴室。

零碎的工作

文案工作

应尽可能定期创建所有个人档案的秩序。即使在打开邮箱的
时候，我也会尝试对所有邮件进行分类。不需要的宣传页和广告
信件，我会直接放入回收站，打开信件后的信封也是如此。不要
把所有的旧信封都当作便笺纸放在电话旁！

用不同的托盘或抽屉存放不同的东西可能会有所帮助（参见
第八章"生活习惯"）。这样可以定期处理、归档，托盘就可以再
次被清空了。

轻松整理

种类	方法
衣柜	要想让你的衣柜整体看上去井井有条，需要找到好的系统来运作。从一个良好的清理开始再好不过了（有关更多信息，请参阅第八章中的"衣服"）。 例如，用梳妆台装毛织品，用抽屉柜装毛衣、手套、帽子和围巾。衣橱里挂着不经常穿的漂亮衣服，然后是外套和夹克；另一边挂着日常服装，从衬衫开始，然后是裙子，接着是裤子。把 T 恤和运动服放在视线可及的位置，这样你就能很容易看到它们。内衣、长袜、短袜和睡衣可以放在不同的抽屉里。
清洁设备的保养	负责清洁设备和物料的保养。所有清洁剂和设备在使用过后都应放回取用它们的地方，使用后应立即补充清洁剂，这有助于第二天立即开始工作。所有海绵、纤维抹布和地板抹布在使用后应冲洗干净，悬挂晾干。应定期检查吸尘器，以免集尘袋里的灰尘太满，必须定期更换过滤器。在收好吸尘器之前，检查清洁柜是否需要吸尘。
地下室、阁楼和储藏室	为了使整个房间通透，最好时不时地清理蜘蛛网和进行吸尘。在某个地方挂一束干燥的鼠尾草，并随着季节的变化而更换，有助于在照料这些空间时创造一种节奏。如果你计划在家中进行一次大规模的扫除，可以从储藏区开始。通常有一些东西很久没有使用过，可能不再需要了。一旦在这里有了空余的空间，就可以更容易地把家中公共空间里的那些凌乱的东西收起来。
洗衣房	灰尘和湿气在这里迅速积聚，需要经常对洗衣房进行吸尘和通风，清除蜘蛛网以阻止它们永久入住。每年应对管道和其他物品（如热水器）进行一次彻底除尘。 要照顾好你的洗衣机，用完后要擦拭干净。每月至少取出并清洁洗涤剂格一次，以防止积聚钙沉积物和霉菌。要定期清洁过滤器。

技巧和窍门

- 🪣 口香糖可以用冰或霜喷雾去除，固体或松脆的颗粒需要立即清除，衣服上的残留物可以和旧的百洁布一起机洗。
- 🪣 木头上的划痕可以用软木塞蘸油醋混合物去除部分。以圆周运动摩擦划痕，重复几次这个过程。
- 🪣 有污渍的漆皮皮鞋：用半个洋葱彻底擦拭污渍处，然后用布擦拭干净。
- 🪣 用肥皂水清洗软皮手套，最后一次冲洗时加入几滴橄榄油。
- 🪣 橡胶手套：在里面撒上一点玉米淀粉或滑石粉，这样穿脱起来更容易。

虫害

飞蛾：飞蛾、地毯甲虫和毛皮甲虫的幼虫会对纺织品造成很大的损害。为了防虫害，可以使用一小袋雪松、凝乳肥皂、薰衣草或丁香，或使用印度楝树油。飞蛾与卫生或无序无关，飞蛾的数量增加是因为天然纤维制成的服装又开始流行起来。那些衣柜里只有人造纤维衣物的人不需要害怕这些小动物。它们更喜欢纯羊毛，尤其是羊绒。大约每六个月要清空衣柜，检查一下里面的衣物。用醋或迷迭香精油清洗衣柜，尤其是角落，然后充分通风，让其保持干燥，只有这样才能重新整理衣服。

一旦你的衣物受到飞蛾、地毯甲虫或毛皮甲虫幼虫的侵扰，上面这些就还不够，需要在60℃的水温下清洗已受到感染的衣物。如果衣物不能在如此高的温度下洗涤，可以使用印度棟树油杀虫剂，它可以在几天内杀死衣蛾、地毯甲虫和毛皮甲虫的幼虫。这种效果可以持续几个月。

蚂蚁：在蚂蚁进入你家的地方撒上粉笔末或婴儿爽身粉（都含有滑石粉），频繁地使用比铺上厚厚一层的效果更好。雨天后需要反复使用。

为了防止跳蚤，可以使用稀释在水中的丁香油或酒精喷洒地毯和床。

可以用硅藻土杀虫剂（如赛克杀虫粉 [Insecto-Sec]）处理诸如蠹虫、尘虱、虱子、蟑螂和跳蚤等害虫的侵袭，硅藻土可以切开昆虫的皮肤并使它们脱水。这种杀虫剂具有纯物理作用，因此也可以放心地用于厨房橱柜，可以把它撒在虫子经常出没的角落和缝隙里。处理过的表面必须保持干燥，必要时可以反复使用。如果也用在猫咪的睡觉场所了，它们不喜欢，可以用一块薄布盖住那里。

清洁剂和清洁工具

环境因素

总的来说，人们近来越来越有环保意识了。然而，对于生态或有机清洁剂，尤其是对于使用生态化妆品，人们仍然缺乏承诺。人们通常不太了解情况，而且往往缺乏足够的耐心让这些生态或有机产品发挥作用。许多人仍然认为环保清洁产品更昂贵，效率也更低，但情况已不再是这样。

如今，关于清洁产品及其成分的信息如此之多，以至于负责任的成年人实在没有理由再使用有害的清洁剂或化妆品。

最常用的清洁剂有酸、碱、中性剂、磨蚀剂和溶解剂，玻璃刮刀和百洁布是非常有用的工具。

酸

包括柠檬酸、乳酸、甲酸和醋。避免使用硫酸、盐酸、磷酸和盐。

可用于清洁浴室、淋浴器、马桶、洗手盆、厨房水槽等，也可用于玻璃、瓷器和花瓶。一般清洁时，喷上一点，然后用优质纤维布擦拭，不需要冲洗，经常使用可防止水垢沉积。也可用于在建筑工程完工后清除地板或其他表面的水泥残痕。在用于铬和金属表面之前，要先将酸稀释，否则可能会产生污渍。

用碱性产品或肥皂处理织物或地毯后，可以用酸性产品当作中和剂。用加入少量柠檬汁或醋的水冲洗，以防止纤维变脆。

酸性污渍，如呕吐物或水果，应该用酸来处理，如少量柠檬汁、酸奶或巴拿马树的微酸性提取物，以避免染色。

如果用埃科弗（Ecover）或索内（Sonett）这样的浴室清洁剂配以百洁布，则以 1 : 10 的稀释度使用就足够了。

切勿在大理石、花岗岩或其他不耐酸的石材表面使用酸性产品。

碱

包括水晶苏打（也称为洗涤苏打或苏打晶体）、碳酸氢钠（小苏打）、液体肥皂和胆皂，尽量避免使用氨和氯化铵。

碱性产品可以用于清除厨房瓷砖、烤箱和排风扇的油脂。它们有利于去除污渍，但不要将其用于处理酸性水果污渍，因为会使其褪色。它们非常适合彻底清洁，但是在油漆表面使用时要小心，因为它可能会漂白漆面。苏打可以去除地板上的陈旧污垢和抛光剂。

切勿在含有天然油脂的表面使用，如油毡或上过油的木质表面，因为它会分解脂肪和油粒，导致表面变脆。

中性剂

万能的中性清洁剂（包括水！）可用于不需要特别照顾的所有表面，如合成表面或喷漆表面。这种清洁剂不适合硬水地域的潮湿区域，因为它不能去除水垢。

磨蚀剂

包括大理石膏、石英、浮石、灰、维也纳粉笔。避免使用洗涤膏或洗涤粉。

尽量少使用磨蚀剂，只在适合的区域使用。磨蚀剂非常擅长去除锅碗瓢盆、餐具、钥匙或铅笔造成的划痕和黑色痕迹。可以用百洁布沾少许，涂抹在严重烧损的表面。可用于炉具和冰箱，以去除灰色或黄色线状痕迹。避免在浴室、水盆等地方使用，因为它可能会划伤表面。搪瓷浴缸在重复使用后会失去表面的涂层。

使用磨蚀剂后需要彻底的冲洗，否则可能会留下沉积物，如果过度使用，甚至可能会堵塞管道。

溶解剂

包括酒精、松节油、苯、汽油、石蜡（煤油）、柑橘（橙子）油。

仅在特殊需要时才使用溶解剂，因为可能会损坏物品表面。首先用玻璃刮刀或百洁布去除胶带、地毯或贴纸上的胶残留物，如果不起作用，请使用灯油（石蜡）。

玻璃刮刀

英格（Enger）公司生产的修剪型 10+1 玻璃刮刀是一种专业的双刃刮刀，由瑞典淬火钢制成，适合用于清洁玻璃。这种刮刀可以手持，也可以附在伸缩式手柄上。我发现它非常有助于去除胶带痕迹、油漆点，甚至窗户上的昆虫痕迹，以及烤箱尤其是玻璃烤箱门上烧焦的硬壳。我还会用它来清除平整表面上的水垢、旧油脂层、口香糖、旧地板上的污垢残留等等。通过手工清除顽固污垢，通常可以避免使用溶解剂。

百洁布

它们几乎可以用于所有表面，而且大多数情况下不需要清洁剂，只需非常少量的水即可。但是，在涂油或抛光表面上使用时要小心，因为它会去除油（除非是专门为涂油表面生产的百洁布）。它们也非常适合去除织物和地毯上的污渍。建议购买可循环利用的优质纤维百洁布，如恩霍（Enjo）百洁布，并仔细遵循使用说明操作。

日常清洁

　　经过多年的经验，我已经能够将自己经常使用的清洁产品减少到只有三种。此外，我会用到洗洁精、洗衣粉或洗衣液。

1. 柠檬酸可用于浴室清洁和清除水垢，如柠檬、橙子、酸橙和其他柑橘类水果含有高浓度的柠檬酸。

   用500毫升水稀释2茶匙柠檬酸，放入喷雾瓶中，可以用于浴室和厕所的一般清洁。浓度更高的柠檬酸液体，可以用于去除钙化物。

2. 苏打晶体可用于清洁油腻表面。碳酸钠（也称为洗涤苏打、苏打灰或盐苏打）能有效去除油、油脂和酒精污渍，也可以用作咖啡壶、浓缩咖啡机等物品的除垢剂。在洗衣过程中它可以作为水的软化剂，可以减少洗涤剂的用量。

   用500毫升水稀释2汤匙苏打晶体，放在一个普通的喷雾瓶中即可使用，用后一定要好好擦拭。

3. 水可用于所有表面和用途。水可以用作洗涤剂吗？多年来，我一直在用一些特别准备的水性清洁剂进行试验，效果非常好。

水性清洁剂

有多种处理水的方法使其用于清洁。

布茨瓦瑟（Butzwasser）是由慕尼黑光矩阵实验室通过脱溶胶过程生产出来的（更多信息请参考 www.lichtmatrix.de/en）。每升自来水加 7 滴布茨瓦瑟，可以在所有表面如镜子、窗户、地板上使用。

阿卡韦达（AquaVeda）是通过给水注满能量生产出来的（更多的信息仅有德语版本，可以参考 www.aqua-veda.de）。每升自来水加 6 滴阿卡韦达即可以用于清洁。阿卡韦达还生产一种用于洗衣的产品，在一次洗衣中加入 24 滴即可。

图肯生态（Toucan-Eco）是一种电解水，在喷雾壶中含有一个特殊的电池，它使用电化学激活盐和水，使其转化为具有消毒和洗涤剂特性的活化溶液（这家英国公司的更多信息请参考链接 www.tou can-eco.com）。

这种活性液体通过使用普通自来水、少量的盐和微量电流产生，生产起来既简单，成本又低廉。只需将自来水倒入喷雾器或水壶中，加入 2 克（约 1/3 茶匙）的盐，在基站上激活 3 分钟，这种组合性的活性清洁剂或消毒剂即可准备使用了。

巴韦尔（Bawell）水电解器是在佛罗里达制造的。十多年来，出于健康的原因，该公司一直倡导使用碱性电离水（详见链接 www.bawellwaterionizers.com）。

巴韦尔借鉴了宾夕法尼亚州立大学的研究：

电解水可以用来代替有毒化学品进行清洁和消毒。

> 发表在《公共医学（PubMed）》上的科学报告显示，
> 水果、蔬菜，甚至肉类都可以用电解水清洗，以去除
> 和中和污垢、细菌、有毒农药和化学物质。

加利福尼亚州的治疗水机公司（Healing Water Machines）生产了另一种离子水系统。

对化学物质敏感的人热衷于电解水的清洁能力，这种水可以用家里的自来水制作。

这种新型的水并不是新生事物，但是它变得越来越受欢迎，因为人们越来越关注绿色生态问题。

消毒

现在越来越难自由地做出决定，这意味着化学制剂会被用来对社区公寓、老人之家、疗养院以及社会治疗环境中的家庭进行清洁和消毒。卫生和消毒方面的法规和控制越来越严格，常常使工作人员感到困惑。我建议更多地了解电解水，这种水越来越被人们熟知和了解，越来越多地用于亚洲和欧洲的医院。

索内（Sonett）是一家提供传统消毒产品替代品的公司。他们的多曲面和玻璃清洁剂是一种草药消毒剂，广泛应用于家庭、学校、诊所和食品加工公司。[1]

还有抗菌消毒精油，如百里香、薰衣草、迷迭香、薄荷、柠檬桉、桉树、茶树和玫瑰。

---

1. 这是一种现成的溶液，可以喷洒或擦拭使用。

香料

合成香料的使用在过去几年中有了巨大的增长，被用于出租车、酒店房间和许多其他地方。

小心那些所谓的化学成分"相同"的香料，它们其实并不完全相同。鉴于敏感人群越来越多，在未来，不断提高成分声明的透明度是值得称赞的。然而，新的欧盟法律对待天然香料和精油成分的方式与合成香料相同，因此完全扭曲了事实。

纯精油在自然界，在一年漫长的白天和黑夜交替的节奏中产生，太阳的光线、地面的温暖决定了它们所储存的物质。精油是植物的精华，通常含有100多种不同的成分，它们会相互补充和促进。

合成香料主要来自石油，并试图模仿天然的香味。然而，它们只能在狭义的范畴上做到，并且离芳香植物的鲜活整体相差甚远。合成香料的许多不同成分是化学残留物，通常是过敏原。

比较天然精油和类似合成香料的研究显示，过敏人群的反应有显著差异，而天然精油不会产生或仅产生有限的反应。在芳香疗法中，纯精油的功效也非常显著。[1] 纯天然的香氛具有调和、治疗的效果，而合成的香料仅是一种赝品，还会污染空气。

---

1. Meyer,Ulrich, 'Verträglichkeit natürlicher ätherischer Öle bei ausgewiesenen Duftstoff–MixAllergikern,' *Der Merkurstab*, pp. 61 – 63, No. 1,2004.Weleda, 'Natürliche Öle sind gut verträglich,' *Weleda-Nachrichten*, No.229,2003.

居家环保友情提示

对环境友好不仅要使用适合的清洁剂，更重要的是在爱护和维护建筑物时尊重生态、经济和社会的各方面因素。

- 尽可能少用水。
- 每次清洁时，使用合适的产品并使用正确剂量。你的清洁产品和设备都应该适合这项任务并被正确使用。
- 丢弃不必要的产品，但要确保有适合不同表面和区域的产品。
- 尽可能使用机械或手动程序代替化学清洁剂来清除旧的污垢层。
- 根据需要和用途调整要清洁和照料的数量，通过培养觉察什么才是真正需要做的，可以灵活地规划工作。
- 深度（春季）大扫除应该根据需要和时间进行规划，而不是严格按照时间表来计划，但也不应被忽视。
- 如果我们想以环保的方式清洁，保持我们的房屋和生活物品的价值是重要的目标。
- 如果发现有出现问题的物品（漏水的水龙头／阀门、破裂的插头）、破损的物品或者发现有泄漏或害虫（啮齿动物、蛾子、蚂蚁等）出没的痕迹，应立即跟进，以防止造成进一步的破坏。
- 更换损坏的灯泡。
- 请注意清洁时造成的任何损坏（如撞坏墙壁或家具、泼溅水或熔断保险丝），如果你自己无法修理，可以寻求专业人员的帮助。

✎ 尝试使用装在可再利用或可回收的包装箱中的产品。包装
箱越大，单价就越便宜。尽量使用本地生产的产品，长距离
运输货物不是很环保。

没有人可以做所有事情，但每个人都可以做点什么。即使没
有钱，我们也能对环境保护、自然保护和物种保护做出贡献。即
使我们日常生活中发生非常微小的变化也会有益于环境，并对全
球气候产生直接影响。

我们的消耗品

📖 注意包装。可回收的瓶子能够避免废物堆积。PVC 包装含
有致癌成分，这些成分会渗透到环境中。生产易拉罐会耗费
大量的能源。

📖 购买家具时要注意木头的材质，确保它来自可持续林业
（FSC）认证。

📖 节约用电，即使是最环保的能源生产实际上也需要进行干预。

📖 购买食物时，尽量购买本地产品，运送路途较短的食物也能
保持更好的风味。

📖 不吃"异国风味"的美食。

📖 选择当地生产的鱼类，确保其可持续性经 MSC 认证。

自然与花园

▽ 在周日散步时去发现植物和动物的多样性，但不要去打扰

它们。

- 不要把野生动物带回家，除非它们受伤或成为孤儿。把稀有植物留在大自然中。

- 不要乱扔垃圾，妥善处置它们。健康的环境是所有物种生存的基础。

- 把一片花园作为礼物送给大自然，池塘可以吸引青蛙和蝾螈，未经修剪的草地是蝴蝶和其他昆虫的天堂。

- 为筑巢和冬眠的动物提供帮助——为鸟类准备巢箱，为野蜂准备蜂箱，为刺猬准备成堆的叶子。

- 不要使用人工肥料和杀虫剂。

- 种植原生树木和灌木，它们的果实是鸣禽的美食。

　　一旦我们改变了对清洁、环境和自然的态度，就会有很多发现。总会发生新的情况，我们要不断挑战自己去寻找新的解决方案。

洗衣

　　环保洗涤剂的品质和成本不再成为不使用它们的借口，我们可以选择适合的洗涤剂来保护环境。需要进行一些研究，因为并非所有标记为"有机"或"天然"的东西都是环保的。某些有机洗涤剂含有合成香料，某些生物洗涤剂含有转基因酶。

　　一些公司真正致力于可持续发展，例如前面提到的索内或埃

科弗。索内（www.sonett.com）是一家真诚致力于可持续发展的
公司。他们使用的成分完全可生物降解，主要使用草药和矿物原
料，不含过敏原、磷酸盐或荧光增白剂。

　　看看想选择的公司是否有独立的认证（比如欧洲生态认证），
以及他们是否列出了所有的成分（这对过敏患者来说很重要）。

去污

　　对付顽固污渍最好的方法就是浸泡。

　　我实践得出的最大发现之一是使用有益微生物群（EM）去
除有机污渍，即使是最珍贵和最精细的织物也适用。我把一条沾
有烂南瓜的丝巾浸泡了三天，结果丝巾最后被洗得很干净。有
益微生物群是天然存在的有益微生物的组合，不受任何操控。它
以液体的形式存在并且可广泛使用，如需要，可在互联网上搜索
"有益微生物群"。

　　下面给出的一些解决方案并不完全环保，只有当你真的想要
拯救被染色的物品时，才可以去使用。这是因为我们经常用化学
的方法去处理化学物质。非常感谢坎贝尔夫妇对此环节的安排以
及对本节提出的一些建议。

种类	方法
酸	动作要迅速，以免酸性污渍损坏布料。在污渍上撒上少许小苏打，用水润湿，然后静置直至起泡停止，最后用温水冲洗干净。或者，在通风良好的空间里，将湿润的污渍放在打开的家用氨水瓶上，这样碱雾就可以中和酸，然后用清水冲洗干净。大多数水果、咖啡和可乐污渍，可以用巴拿马树提取物去除。
黏合剂	参见胶水、树胶和纤维素黏合剂的处理方法。
胶带	用清水浸湿干燥的织物污渍，用优质百洁布擦拭。
酒精	请务必尽快处理酒精污渍。起初污渍几乎是无色的，但是在放置、洗涤和熨烫时会变成棕色。用温水和海绵擦拭几次，可以去除刚形成的污渍。如果还有痕迹，将甘油倒在浸湿的污渍上，用手轻轻揉搓，然后放置半小时。用温水冲洗干净。
碱	如洗涤苏打和氨水，或角质层去除剂，会破坏颜色和腐蚀材质。 立即用等量的醋和水洗涤，用温水冲洗干净。如果颜色已经受到影响，则无法恢复。
婴儿油	将一些洗洁精涂抹在污渍上，放置 10~15 分钟，然后用普通洗衣液热洗（60~65℃）。如果还有污渍，继续重复这个过程。对于不可洗涤的织物或物品，参见黄油的处理方法。
果浆污渍	将污渍浸入酸奶或天然酸乳酪中，放置一段时间，然后正常洗涤。已经形成很久的污渍可以浸泡在有益微生物群中。
红茶	浸泡在牛奶中，然后洗涤。

种类	方法
漂白剂	立即用大量冷水处理，对于氯漂白剂，需要在每600毫升水中加入1汤匙醋。如果漂白剂已经破坏了颜色，就很难恢复，但可以试着在通风良好的空间中，用打开的氨水瓶中的碱雾处理污渍部位。
血渍	如果是新的血渍，用冷盐水（1茶匙盐兑600毫升水）擦拭，并用清水冲洗干净。
衣服上的旧血渍	用胆皂水浸泡一夜，然后正常洗涤。如果血渍持续存在，可以在有益微生物群中浸泡更长时间。或者你也可以尝试以下任何一种方法（它们没有特定的顺序）。 1. 稀释过氧化氢（与水的比例为1:9），从药房购买浓度最强的溶液（通常为20%），用清水洗净。 2. 用加热至约45℃的10%草酸溶液擦拭，用清水洗净。 3. 用稀释氨水（1茶匙兑600毫升水）擦拭，用清水洗净。 4. 对于厚的或不可洗涤的物品，例如床垫、地毯，可以撒上胃蛋白酶粉（从药房可找到），或者涂上由生淀粉和水混合而成的浓糊状物，然后晾干并刷干净。必要时重复这个步骤。
皮鞋上光剂	用海绵浸泡洗衣预浸液（去污剂）或干洗液擦拭。
蜡烛和口香糖	可以被有效地去除，方法是将被污染的物品放入冰箱，直到蜡或口香糖变脆易碎，这样就可以从被污染的物品上一点点地去除。如果有残留物，将污渍放在干净的白色吸墨纸之间，用热熨斗熨烫，当吸墨纸变脏时，更换新的吸墨纸，然后用胆皂处理。如果是彩色蜡，可能仍然留有色斑，可以用海绵蘸等量甲基化酒精（变性酒精）和水混合制成的液体擦拭。

种类	方法
口香糖	先尽可能地刮掉，用冰块擦拭污渍会使口香糖变硬，并使其变得更容易处理，尤其是在地毯和其他重物上的口香糖。更多信息，请参见上面蜡烛的处理方法。
巧克力和可可	首先用钝刀尽量刮掉。然后，热肥皂水能够去除可洗涤物品上的新鲜污渍。如果棕色污渍仍然存在，使用胆皂，然后用温水好好冲洗，或者浸泡在有益微生物群中。对于不可洗涤的材料，用清水润湿干燥的织物污渍，并用优质百洁布除去。重复上述步骤，直至所有颗粒都被除掉。
酸辣酱	请参考番茄汁、调味品的处理方法。
鱼肝油	用温水和胆皂清洗可以成功去除新污渍。所有因鱼肝油形成的织物上的顽固污渍，都是由于浸泡在胆皂或苏打水中过夜而产生的。旧污渍会随着洗涤和熨烫加固，即使用漂白剂也几乎无法去除。
咖啡和茶	去除棉布和亚麻布料上的新污渍，首先在温水中漂洗，然后从 60~100cm 的高度倾倒沸水在污渍上。接着用肥皂水清洗。如果留下痕迹，可以在阳光下漂白，或者使用巴拿马树提取物或有益微生物群。
涂改液	使用免水洗清洁剂喷雾并用细纤维布擦拭污渍，大多数免水洗清洁剂喷雾配方中都含有溶解涂改液的制剂。或者在污渍上涂一点汽油，在污渍后面放一些优质吸水纸或旧布，然后用胆皂洗去汽油。或者，使用二甲苯或甲苯（一些用于制造涂改液的溶剂），使用方法和汽油一样。在处理之前，一定要先在一块不起眼的材料上进行测试。

种类	方法
蜡笔	用清水润湿,并用优质百洁布去除,这在几乎大部分情况下都会奏效。如果没有效果,可以像对待蜡烛那样处理。在壁纸上的蜡笔痕迹,可以在刮擦后,用吸墨纸或牛皮纸覆盖,然后用热熨斗熨烫,并反复移动纸张。最后的痕迹可以用玉米粉和清洁液的糊状物覆盖,晾干后刷掉。必要时重复上述步骤。
除臭剂和止汗剂	浸泡在水和有益微生物群中。止汗剂可能会导致织物损坏和破坏某些染料的颜色。用氨水擦拭可以恢复颜色,用等量的水稀释氨,可以用于羊毛或丝绸。最后用清水洗净。
染色和偏色	这些都很难去除,没有一种对所有情况都奏效的处理方法。可以尝试立即用大量温水冲洗,迫使水冲掉污渍,有时是有效的。在某些情况下,洗涤和晒太阳会逐渐产生效果。等量的甲基化酒精(变性酒精)和氨水也可能会成功。处理丝绸、羊毛和精细织物可使用过氧化氢。
鸡蛋	先尽可能地刮掉污渍,然后用温水浸泡在有益微生物群中。切勿使用热水,因为高温会使污渍变硬。放置一段时间,如果仍然没有成功,可以用酒石和水的糊状物涂抹污渍,在糊状物中加入粉碎的阿司匹林。放置20~30分钟,然后用温水冲洗干净。
果汁和浆果	新污渍很容易去除,但是一旦干了,它们就非常顽固。先用冷水处理,然后浸泡在有益微生物群中或使用巴拿马树提取物。
胶水、口香糖和纤维素黏合剂	浸泡在冷水中可以去除水溶性胶。对于防水胶,可以使用酒精溶剂,如甲基化酒精(变性酒精)或醋酸戊酯。在合成织物上使用前需要先进行测试。人造指甲胶可以用丙酮去除(先在不显眼的部位测试)。丙酮蒸发得很快,所以可以先拿一叠吸水纸或软布盖在胶类污渍上,然后从纸的另一侧浸透丙酮(胶水浸透在吸水纸上)。

种类	方法
草和树叶	浸泡在有益微生物群中并清洗，或者用海绵蘸甲基化酒精（变性酒精）擦拭。用温水清洗，可能的情况下用洗衣粉或洗衣液清洗。
冰激凌、牛奶和奶油	对于可洗涤的材料，首先用温水擦拭，然后正常洗涤。如果材料不可洗涤，可以用海绵蘸干洗液擦拭，然后用冷水清洗。
消除不掉的钢笔或铅笔笔痕	不要用水，因为这会使污渍扩散。用一块软布加等量的甲基化酒精（变性酒精）和家用氨水擦拭（先在有色织物上做测试）。如果颜色还在，可以单独尝试甲基化酒精（变性酒精），然后用温水冲洗或用海绵擦拭。
墨水	轻轻地涂上一点酪乳，用温水和少许氨水冲洗。 因为墨水的成分不同，因此无法找到对所有类型的墨斑都有效的消除剂，以下是你可以自行选择的一系列建议。 使污渍部位保持干燥，用洗洁精和柠檬烯按3:1的比例混合在一起，将染色部位浸泡在该溶液中10~15分钟，接着在适合织物的热水中漂洗。然后正常洗涤，但最好是用洗衣液清洗。必要时重复上面的步骤。 1. 圆珠笔墨迹：首先，用酒精基发胶浸透墨迹（这似乎是一种流行的方法），发胶中的酒精含量会破坏墨水。务必在污渍下面放吸水纸巾或抹布，用来吸掉被分解的墨迹，然后用抹布擦掉污渍。重复这个过程，直到污渍被去除，然后正常洗涤。首先在不显眼的部位做测试，因为一些织物可能会被发胶溶液损坏。如果有疑问，请咨询专业干洗店店员。

种类	方法
墨水	**2. 水性墨迹：**试试用万能清洁剂，而不是发胶。一定要在污渍下面放吸水纸巾或抹布来吸附被分解的污渍，然后用抹布擦掉污渍。重复这个过程，直到污渍被去除，然后正常洗涤。首先在不显眼的部位做测试，因为一些织物可能会被清洗液损坏。如果有疑问，请咨询专业干洗店店员。 如果污渍仍然是湿的，可以使用一种吸收剂，如法国粉笔、滑石粉、淀粉或盐，来吸收多余的墨水，防止墨水扩散。继续进行这种处理，去除变色的粉末并撒上新的吸收剂，直到没有进一步的颜色变化。或者，用吸墨纸吸走多余的墨水，用新吸墨纸挤压污渍，直到污渍不再变色，然后根据需要进行处理。 对于已经干了的墨迹，包括圆珠笔墨迹或记号笔墨迹，将污渍浸泡在酸奶中，这是一种老式但有效的方法。新鲜牛奶也有效，但是酸奶生效更快。用海绵蘸等量的甲基化酒精（变性酒精）和家用氨水擦拭或浸泡其中（先在有色织物上做测试）。用温水冲洗干净。再用含有少量氨水的温水冲洗，最后用清水冲洗。用海绵蘸纯度较高的滴露擦拭。如果无效，试试异丙醇或干洗液（可从药房购买）。
碘	刚产生的新污渍通常可以通过正常洗涤或用水润湿污渍，然后放在太阳下或暖气前烘晒去除。如果没有成功，请在一杯温水中加入1茶匙硫代硫酸钠（可从药房购买）制成的溶液冲洗。然后用温水洗净。
被染色的衣物	浸泡在泻盐中，然后再次洗涤。
皮革	新的油渍最好用蛋清轻轻擦拭去除，首先在不显眼的部位测试。

种类	方法
轻油品	如缝纫机油、头油或婴儿油。将一些洗洁精涂抹在污渍上，静置 10~15 分钟，然后使用普通的洗衣粉在 60~65℃ 的热水中洗涤。如果还有污渍残留，请重复上面的步骤。对于不可洗涤的织物或物品，请参见黄油的处理方法。
口红和其他化妆品	如眼影、睫毛膏或腮红。通常情况下，用常用的洗涤用品洗涤就可以去除这些污渍。可以用洗衣预浸液（去污剂）对干的织物污渍进行预处理。对于不可洗涤的织物，首先尝试干洗液。如果污渍很顽固，可以用海绵蘸上等量的甲基化酒精（变性酒精）和家用氨水擦拭（先在有色织物上做测试）。如果发生褪色，将氨水减少一半，然后再次测试。用温水漂洗，或者如果可能的话进行正常洗涤。
药品	试着从医生或药房那里了解药物的成分，因为这将有助于选择正确的处理方法，例如，对于补铁剂可当作铁锈来处理，可以用甲基化酒精（变性酒精）等酒精类药物冲洗处理。如果不知药品来源，请参见未知污渍的处理方法。
织物霉变	在酸奶中浸泡一夜，干燥处理。然后正常洗涤，不要先冲洗。发现后，最好在霉菌侵蚀布料之前立即处理。轻微的新污渍通常可以用常用的洗衣产品洗涤并在阳光下晒干去除。否则，请依次尝试以下方法，对于有颜色的衣物要谨慎处理。 1. 根据制造商给出的一般说明，氯化漂白剂可用于洗涤未经处理的白色棉布和亚麻布，洗涤前彻底地进行漂洗。 2. 在最后一次漂洗时加入醋有助于去除漂白剂中残留的气味。 3. 含有过碳酸钠的尿布洗涤剂／消毒剂对所有白色和彩色织物都是安全的。

种类	方法
电机润滑油和重型机油	先尽可能地刮掉污渍。对于可清洗的材质，用猪油或凡士林擦拭污渍，或者用洗衣预浸液（去污剂）处理干燥的织物，然后用优质洗衣粉或洗衣液洗涤。不可洗涤的材质，这种污渍很难去除。可用干洗液反复处理，不断更换衬垫和抹布。最后用温水和合成洗涤剂擦拭，再用温水冲洗干净。如果被金属颗粒污染，可能会留下铁锈，需要用对付锈渍的方法处理。
泥浆	等它变干，然后刷掉。所有残留的污渍都可以用常用的洗衣粉或洗衣液清洗或擦拭，如果有油渍，可以用洗衣预浸液（去污剂）预先处理干燥的织物，或者使用油脂溶剂，如干洗液。
芥末	从织物上刮掉残留的芥末，确保污渍不会进一步扩散。把沾了芥末的区域擦干，将洗洁精与柠檬烯类产品以3:1的比例混合在一起，将染色区域在该溶液中浸泡10~15分钟。有时芥末污渍会变深，请不要惊慌，它会被洗掉的。浸泡后，用温度适合的热水冲洗织物，然后正常洗涤，但最好用洗衣液洗涤。必要时重复上述步骤。
指甲油	使用丙酮或醋酸戊酯（抛光剂），但是对于合成纤维要小心，因为两者都能溶解某些人造丝。处理后，用常用的洗涤产品清洗或用海绵擦拭。用漂白剂可以去除任何残留的颜色，白色棉织品和亚麻布可以用氯化衣物漂白剂，羊毛和丝绸可以使用过氧化氢。
织物上的油脂	用胆皂或其他碱性皂，撒上盐，静置片刻，然后洗涤。

种类	方法
油漆	现代油漆在成分上差别很大，不可能对所有类型的油漆都用同一种方法进行处理。作为指南，建议使用油漆包装上推荐的溶剂稀释油漆和清洁刷子。需要尽快处理，因为固化的油漆污渍很难去除。如果油漆已经干燥，在进行处理前，可以先用甘油软化。 对于油漆、搪瓷和醇酸类油漆，先尽可能刮去污渍，然后浸泡在松节油或煤油中，接着正常洗涤。 乳胶或塑料水性涂料（丙烯酸和聚乙烯醇）在刚成为污渍时可以很容易地用冷水冲洗掉，用甲基化酒精（变性酒精）去除残留的污渍。对于醋酸纤维织物，先测试一下是否对面料有影响。一旦干燥后，这些油漆实际上是不可能去除的。
铅笔痕迹（铅）	对于不可洗涤的衣物，试试用软橡皮擦。在铅笔痕迹上使用优质洗衣粉或洗衣液，但不适用于不可擦除的铅笔。如果不成功，请参照不可擦除的钢笔或铅笔笔痕的处理方法进行操作。
香水	湿润的区域，可以涂抹甘油，然后冲洗干净，或者用海绵蘸上等量的高浓度过氧化氢和水混合后擦拭。如果香水中的酒精已经使织物褪色，那么在纱布或海绵上轻轻加入几滴甲基化酒精（变性酒精）并轻轻朝向污渍中心的方向擦拭织物，这可使剩余的颜色分布更均匀一些。
汗渍	将几片阿司匹林溶于水中，浸泡一会儿再洗涤。旧的汗渍会变成碱性，用1汤匙醋混合1/2杯水擦拭，通常会恢复颜色，这种处理方法也有助于去除汗臭。如果衣物不可洗涤，要去除汗渍或任何顽固污渍，请将1汤匙酒石膏、3片碎阿司匹林和温水混合后涂抹污渍部位。放置20分钟，用温水冲洗干净。必要时重复上面的步骤。如果需要，可以用醋和水来恢复颜色。

种类	方法
铁锈	下面给出的所有方法对白色织物都是安全的，但是在使用前要对有色织物进行测试。 1. 柠檬汁：适用于精细织物上的轻度污渍。在一碗开水中倒入柠檬汁，摊开在锈渍部位。几分钟后，用清水冲洗干净，必要时重复这个步骤。 2. 柠檬汁和盐：在污渍上撒上少许盐，用柠檬汁擦拭，然后放在阳光下晾晒。用柠檬汁使锈渍区域保持湿润，直到污渍消失。用清水冲净。 3. 塔塔粉：如果锈渍着色严重，把 4 茶匙塔塔粉加入 600 毫升水中，煮沸。然后用清水冲洗干净。如果污渍范围不太大，可以将污渍浸湿，涂上塔塔粉，用开水壶的热气蒸一会儿。污渍消失后，立即冲洗干净。不要在不能用热水洗涤的织物上使用上述方法。
烧焦痕迹	不同于真正的污渍，因为实际上纤维已经被破坏了。任何织物上的严重烧痕或者羊毛和丝绸上的烧焦痕迹都很难被修复。用细砂纸涂刷可以改善烧焦的毛料表面。 非常轻微的烧焦痕迹通常可以立即用常用的洗涤产品洗掉，然后在阳光下晾晒一天，或者用 1 汤匙硼砂与 1 杯温水混合后的溶液去擦拭。 白色材料上的轻微烧焦痕迹可用过氧化氢处理，用一小片白色棉布蘸过氧化氢，把它贴在焦痕上。用洁净的干布覆盖，然后用中温的熨斗熨烫。如果过氧化氢浸透上面的干布，请移至干燥部位。反复用这种方法处理，直到污渍被去除，最后用温水冲洗干净。 任何织物上的轻微烧焦痕迹都可以用海绵蘸稀释过的过氧化氢再加上几滴氨水的混合液擦拭处理（有色织物需先测试），然后用温水冲洗干净。

种类	方法
羊毛衣物上的亮斑	将生土豆切成两半，小心地在斑点上擦拭，然后将其置于通风的地方，干燥后用干净的软毛刷子轻轻地刷。
鞋油	用钝刀刮掉多余的部分，用你常用的洗涤产品，一般可以把鞋油从可洗涤材质上去除。如果不成功，可以用甘油处理可洗涤织物，将甘油涂在污渍上，用双手轻轻揉搓后放置半小时，然后用温水洗涤或冲洗。 在不可洗涤的织物上或对于非常顽固的污渍，可用等量的甲基化酒精（变性酒精）和家用氨水混合后擦拭（有色织物需要先测试），然后用温水擦拭。
袜子上的污渍	在盐水中浸泡一夜可以去除棕色污渍。
软饮料	用海绵蘸等量的甲基化酒精（变性酒精）和水的混合液擦拭，或者浸泡在有益微生物群中。在进行上述处理之前，旧的或顽固的污渍可以用甘油软化。
烟尘和烟	首先用吸收性粉末处理，然后洗涤。对于不可洗涤的物品，用海绵蘸柑橘油或其他油脂溶剂擦拭，然后晾干以去除烟雾味道。对于地毯，可以将溶剂与玉米粉、滑石粉或法国粉笔混合成糊状，厚厚敷一层，晾干，然后刷掉或用吸尘器吸掉。必要时重复上述步骤。只在橡胶衬底的地毯上使用吸收性粉末。
酱油	晾干沾有酱油的区域。将洗洁精和柠檬烯类产品以 3:1 的比例混合在一起，将染色区域在其中浸泡 10~15 分钟，接着在适合织物温度的热水中冲洗。然后再正常洗涤，最好使用洗衣液。必要时重复上述步骤，这种处理可能需要反复运用才能见效。

种类	方法
焦油和汽车润滑油	用钝刀尽可能地刮去残留物，用桉树油揉搓，轻轻地涂上少许牛奶轻拍，然后清洗。或者在污渍上擦上一点黄油，用少许苯擦拭，然后正常洗涤。 对于不可洗涤的材料来说，污渍很难洗掉，可以尝试用干洗液反复擦拭。如果痕迹仍然存在，可以用凡士林擦拭，放置半小时，然后浸入干洗液中。如果可能的话，用优质洗衣液制成的溶液擦拭，从污渍外面开始擦拭。
金属污渍	皮带、珠宝等上面的金属污渍有时会弄脏衣服，用海绵蘸醋、柠檬汁或 10% 醋酸溶液擦拭（合成材料需先测试）。对于失去光泽的金属织物，如金银锦缎（lamé），可以在盐水中煮沸（600 毫升水中加入 2 汤匙盐）。这种方法不适用于塑料材质的物品。 不适合煮沸的物品可以用海绵蘸甲基化酒精（变性酒精）或干洗液擦拭。
烟渍	对于顽固的烟渍，首先尝试在污渍上涂抹一些甘油。双手轻轻揉搓，或者用洗衣预浸液（去污剂）对干燥的织物进行预处理，放置半小时，然后正常洗涤。如果不成功，使用硫代硫酸钠（见碘的处理方法）。
番茄汁、调味品或酸辣酱	先浸泡在有益微生物群中或用海绵蘸冷水彻底擦拭，然后将甘油倒在污渍上，用手轻轻揉搓，放置半小时。
未知污渍	如果无法识别污渍，请先用冷水处理，然后用海绵蘸优质洗衣液擦拭。冲洗干净，如果污渍持续存在，尝试使用等量的甲基化酒精（变性酒精）和氨水，不过首先需要测试对颜色和织物的影响，如果颜色受到影响，就不要添加氨水。最后一种方法，可以尝试温和的漂白剂。

种类	方法
尿渍	有益微生物群对于尿渍非常有效。由于污渍成分不同，同样的方法可能不一定适用于所有情况。通常尿液是酸性的，用1汤匙家用氨水加入半杯温水中，用海绵蘸这种溶液擦拭，用清水冲洗干净。如果没有成功，尝试用等量的醋和温水，以防污渍呈碱性，用温水冲洗干净。对于顽固污渍，用海绵蘸稀释的过氧化氢擦拭，然后用干净的温水清洗。旧的污渍可能会破坏布料的颜色，在这种情况下无法修复颜色。
呕吐物	先用有益微生物群浸泡，或者用海绵蘸含有少量氨水的温水擦拭。如果污渍范围很广，可以润湿并撒上胃蛋白酶粉末放置半小时，然后用清水冲洗干净。
水渍	某些丝绸、人造丝和羊毛可能会被水弄脏。要去除这些污渍，请将污渍放置于开水壶的蒸汽上蒸。先用细纹薄棉布覆盖壶口，以防止任何水滴进入织物。让织物变潮，但不要弄湿。在轻微潮湿的情况下摇晃并轻轻按压、揉搓，如果可能的话，用一块相同或类似的材料去擦拭，也可以用指甲或勺子。 地毯上的水渍会因为衬垫或垫毡中的杂质而变成棕色。用拖把把溅出的液体擦干，用冷水擦拭，用吸墨纸、纸巾或吸水布覆盖水渍。用书本等重物压上，并借助吹风机、吸尘器等快速干燥，这会使污渍渗透到吸收材料（吸墨纸、纸巾或吸水布）中。如果需要，重复上述步骤。
红酒	重要的是要记住保持污渍湿润并向内擦拭，以避免扩散。 立即将大量的盐倒在上面，静置片刻，然后正常洗涤。地毯也一样，但是需要倒些水在上面，然后用纤维布小心地擦干，用矿泉水效果会更好。 或者，在污渍处倒少许白葡萄酒让其吸收，然后用冷水和氨水洗涤。迅速处理，先尝试温和的措施，然后用清水彻底冲洗干净。

种类	方法
白葡萄酒	用冷水和氨水洗涤。如果不成功，请遵循有关酒精污渍的其他处理方法。迅速处理，先尝试温和的措施，然后用清水彻底冲洗干净。
树液	将松节油（珐琅漆稀释剂）和洗洁精按 1:4 的比例混合，并轻轻揉搓涂在树液污渍上。放置 20 分钟，然后用水和你常用的洗衣粉洗涤，水温为织物所能承受的最高温度。你可能需要反复重复这个过程。